Klinische Anästhesiologie und Intensivtherapie

Band 9

Herausgegeben von

F. W. Ahnefeld H. Bergmann C. Burri W. Dick
M. Halmágyi E. Rügheimer

Indikation, Wirkung und Nebenwirkung kolloidaler Volumenersatzmittel

Symposion April 1975

Herausgegeben von

F. W. Ahnefeld H. Bergmann C. Burri W. Dick M. Halmágyi E. Rügheimer

unter Mitarbeit von

K. von Ackern, F. W. Ahnefeld, W. Brendel, M. Glocke, U. F. Gruber, M. Hohl, J. Killian, J. Kraatz, D. Langrehr, H. Lutz, E. Martin, K. Messmer, R. Neuhaus, K. Peter, W. Raab, W. Richter, J. Ring, J. Seifert, G. Singbartl, K. Steinbereithner, V. Sturm

Mit 27 Abbildungen

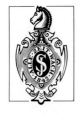

Springer-Verlag Berlin Heidelberg New York 1975

ISBN 3-540-07464-3   Springer-Verlag Berlin · Heidelberg · New York
ISBN 0-387-07464-3   Springer-Verlag New York · Heidelberg · Berlin

Druck und Bindearbeiten: Offsetdruckerei Julius Beltz KG, Hemsbach

Vorwort

Vor vier Jahren haben wir bereits einmal innerhalb eines Workshops versucht, die damals gültigen Indikationen für kolloidale Volumenersatzmittel gegenüber Blut und Blutbestandteilen sowie Elektrolytlösungen abzugrenzen (Band 1). Die seinerzeit erarbeiteten Ergebnisse haben auch heute noch ihre Gültigkeit. Dennoch sind in den letzten Jahren, insbesondere für die Dextranpräparate, neue und zusätzliche Indikationsgebiete erschlossen worden. Darüber hinaus wurde ein neues Kolloid, die Hydroxyäthylstärke, für die klinische Anwendung freigegeben. In den letzten zwei Jahren kamen aber auch vermehrt Nebenreaktionen bei der Anwendung künstlicher Kolloide zur Beobachtung, inzwischen liegen hierüber Publikationen vor. Die Deutsche Arzneimittelkommission sah sich veranlaßt, auf diese zum Teil schweren Nebenreaktionen hinzuweisen und in diesem Zusammenhang eine Überprüfung der Indikationen zu fordern. Die Ursache der Nebenreaktionen ist bisher nur zum Teil aufgeklärt. Bei vielen Klinikern besteht eine unzureichende Information über die weiterhin gültigen Indikationen, die mögliche Soforttherapie, aber auch der Nebenreaktionen. In der Klinik herrscht eine weitgehende Verunsicherung, die Diskussion über Alternativen, aber auch über die Indikationsstellung selbst ist noch in vollem Gange.

Aus diesem Grunde erschien es sinnvoll, die Wirkungen und Nebenwirkungen kolloidaler Volumenersatzmittel, insbesondere der Dextranpräparate, erneut zu überprüfen.

In diesem Band sind insbesondere die neueren und zusätzlichen Indikationen für Kolloide, speziell Dextrane, in Referaten dargestellt worden. Es wurde weiterhin der Versuch unternommen, die bisher bekannt gewordenen Nebenreaktionen und deren Ursachen zu analysieren und in einer ausführlichen Diskussion zu erörtern. Es kam insbesondere darauf an, die weiterhin als berechtigt anzusehenden Indikationen zu klären und Empfehlungen für die Soforttherapie bei Nebenreaktionen aufzustellen.

Wir hoffen, daß die in diesem Band enthaltenen Referate und das Ergebnis der Diskussion den Kliniker in ausreichender Weise über den jetzigen Stand informieren und ihm die Möglichkeit geben, unter Abwägung der Wirkungen und Nebenwirkungen die heute gültigen Indikationen, aber auch die Kontraindikationen abzuleiten. Bei dem jetzigen Stand unseres Wissens bleiben auch weiterhin einige Fragen unbeantwortet.

Es erschien uns aber dringend notwendig, diese Zwischenbilanz zu erstellen, um die in den letzten Monaten entstandene Verunsicherung zu beseitigen und praktikable Richtlinien zu erstellen. Unser Dank gilt insbesondere den Referenten, die auch die Diskussion gestalteten.

Die Herausgeber

Ulm (Donau), im Juni 1975
Linz (Donau)
Mainz (Rhein)
Erlangen

F. W. Ahnefeld
H. Bergmann
C. Burri
W. Dick
M. Halmágyi
E. Rügheimer

Inhaltsverzeichnis

Verzeichnis der Herausgeber

Prof. Dr. *Friedrich Wilhelm Ahnefeld*
Department für Anästhesiologie
der Universität
7900 Ulm (Donau), Steinhövelstraße 9

Prof. Dr. *Hans Bergmann*
Allgemeines Krankenhaus der Stadt
Institut für Anästhesiologie
A-4020 Linz

Prof. Dr. *Caius Burri*
Abteilung für Unfallchirurgie
Department für Chirurgie
der Universität
7900 Ulm (Donau), Steinhövelstraße 9

Prof. Dr. *Wolfgang Dick*
Department für Anästhesiologie
der Universität
7900 Ulm (Donau), Prittwitzstraße 43

Prof. Dr. *Miklos Halmágyi*
Institut für Anästhesiologie
der universität
6500 Mainz, Langenbeckstraße 1

Prof. Dr. *Erich Rügheimer*
Anästhesieabteilung
der Universität
8520 Erlangen, Krankenhausstraße 12

Verzeichnis der Referenten und Diskussionsteilnehmer

Prof. Dr. *F. W. Ahnefeld*
Department für Anästhesielogie
der Universität Ulm
7900 Ulm (Donau), Steinhövelstraße 9

Priv.-Doz. Dr. *U. F. Gruber*
Department für Chirurgie
Universitätskliniken
Kantonsspital
Ch-4004 Basel

Priv.-Doz. Dr. *J. Kilian*
Department für Anästhesiologie
der Universität Ulm
7900 Ulm (Donau), Steinhövelstraße 9

Dr. D. *Langrehr*
Direktor der
Allgemeinen Anästhesieabteilung
Zentralkrankenhaus Bremen Nord
2830 Bremen 70, Hammersbecker Straße

Prof. Dr. *K. Messmer*
Institut für Chirurgische Forschung
an der Chirurgischen Klinik
der Universität München
8000 München 2, Nußbaumstraße 20

Prof. Dr. *K. Peter*
Institut für Anästhesiologie und
Reanimation am Klinikum Mannheim
der Universität Heidelberg
Städt. Krankenanstalten
6800 Mannheim 1, Theodor-Kutzer-Ufer

Universitätsdozent Dr. *W. Raab*
Facharzt für Dermatologie
Universitäts-Institut
für medizinische Chemie
A-1090 Wien, Währinger Straße 10

Dr. *W. Richter*
c/o Fa. Pharmacia International
Division of Pharmacia AB
Box 181
S-75104 Uppsala 1

Dr. *J. Ring*
Institut für Chirurgische Forschung
an der Chirurgischen Klinik
der Universität München
8000 München 2, Nußbaumstraße 20

Prof. Dr. *K. Steinbereithner*
Institut für Anästhesiologie
der Universität Wien
A-1090 Wien, Spitalgasse 23

Die Grundlagen der akuten präoperativen Hämodilution und Autotransfusion

Von K. Messmer

Die zunehmenden Schwierigkeiten bei der Versorgung mit homologem Spenderblut (49, 60) sowie die nach wie vor unvermeidlichen Risiken der Fremdbluttransfusion sind Anlaß, die Indikationsstellung zur Bluttransfusion neu zu überprüfen (26).

Alternativen zur Transfusion von homologem Blut

Wenn Blutverluste ersetzt werden müssen, ist autologes Frischblut das Mittel der Wahl. THIES führte 1914 erstmals die Transfusion autologen Blutes bei der Behandlung der Extrauteringravidität durch. Heute stehen drei verschiedene Verfahren zur intraoperativen Autotransfusion zur Diskussion:

1. Wiederholte Phlebotomie mit Konservierung des autologen Blutes,
2. intraoperative Autotransfusion mit Hilfe einer Transfusionsmaschine,
3. akute präoperative Hämodilution und Autotransfusion.

Zu 1.: Bei Patienten, welche sich elektiv-chirurgischen Eingriffen zu unterziehen haben, besteht die Möglichkeit, durch wiederholte Phlebotomie innerhalb von 3 - 4 Wochen bis zu 2.000 ml autologes Blut zu gewinnen, welches als ACD- oder besser als CPD-Konserve gelagert und bei der Operation transfundiert werden kann. Dieses Verfahren hat sich in der Vergangenheit hervorragend bewährt (34, 38, 39); daß diese Methode keine weitere Verbreitung gefunden hat, ist sicherlich auf die organisatorischen und Blutbankprobleme (wöchentliche Einbestellung des Patienten zur Phlebotomie) zurückzuführen. Der entscheidende Nachteil dieser Methode ist jedoch darin zu sehen, daß autologes Blut während der Konservierung, nicht anders als homologes Blut, entscheidende Veränderungen erfährt und daher hinsichtlich Sauerstofftransporteigenschaften der Erythrozyten und Gerinnungspotential nach 3- bis 4wöchiger Konservierung kein optimales Blut mehr darstellt (28).

Zu 2.: Die intraoperative, möglichst quantitative Aspiration von Blut und dessen Retransfusion während der Operation ist durch Entwicklung verschiedener Autotransfusionssysteme technisch einfach geworden. Neuerdings kann die Aspiration, Entschäumung, Filterung und Retransfusion mittels Einmalsystem erfolgen; erfolgreiche Berichte liegen vor allem bei Anwendung des BENTLEY-Bluttransfusionssystems vor, welches bisher hauptsächlich in Trauma-Zentren eingesetzt wird (22, 46). Eine quantitative Absaugung ohne Traumatisierung des Blutes läßt sich jedoch nur bei massiven Blutungen in eine Körperhöhle erreichen. Aufgrund der Überdruckinfusion mittels Pumpe besteht die Gefahr der Luftembolie (3, 46). Bei Massivblutungen (Ruptur von Organen, Aneurysmen, Extrauteringravidität, Gefäßchirurgie) hat sich dieses Verfahren an verschiedenen Zentren bewährt (22, 46, 60). Bei kleineren Blutverlusten bietet diese Methode, gemessen an dem technischen und personellen Aufwand, jedoch keine Vorteile (3).

Zu 3.: Für die elektive Chirurgie wird ein einfaches Autotransfusionsverfahren benötigt, welches ohne großen technischen und personellen Aufwand und ohne Nachteile für den Patienten anwendbar ist.

Prinzip der akuten präoperativen Hämodilution

Das Prinzip der akuten präoperativen Hämodilution besteht darin, den Patienten unmittelbar vor Beginn des chirurgischen Eingriffs Blut zu entnehmen und durch ein Plasmaersatzmittel zu ersetzen. Bei einem Ausgangshämatokrit von 45 % bedeutet ein intraoperativer Blutverlust von 2.000 ml den irreversiblen Verlust von 900 ml autologer Erythrozyten. Im Gegensatz hierzu würde ein Patient, dessen Hämatokrit präoperativ auf 20 % gesenkt wurde, bei einem gleichen Blutverlust nur 400 ml Erythrozyten verlieren. Bei vollständiger Retransfusion des autologen Blutes ergäbe sich somit ein effektiver Verlust von nur 200 ml Erythrozyten. Demnach könnten durch die akute präoperative Senkung des Hämatokrits intraoperative Blutverluste bis zu 2.000 ml ohne Fremdbluttransfusion beherrscht werden (24, 25, 27, 30, 33).

Physiologische Veränderungen bei akuter Hämodilution

Die akute Senkung des Hämatokrits führt zu Veränderungen der Blutviskosität und des Sauerstoffgehaltes des Blutes, welche, je nach Grad der Blutverdünnung, charakteristische hämodynamische Reaktionen hervorrufen, deren Ziel in der Kompensation der akuten Verminderung des O_2-Blutgehaltes besteht.

Unter limitierter Hämodilution wird eine Senkung des Hämatokrits vom Normalwert auf 25 bis minimal 20 % verstanden; extreme Hämodilution bedeutet Hämatokritwerte zwischen 20 und 0 %.

Unabhängig vom Grad der Blutverdünnung unterscheidet MOORE (35) je nach Verhältnis von Erythrozytenmasse zu intravasalem Gesamtvolumen folgende vier Formen der Blutverdünnung:

1. Normovolämische stabilisierte posthämorrhagische Anämie:
Sie entsteht aufgrund des spontanen transkapillären Flüssigkeitseinstroms nach einmaliger Phlebotomie von 10 - 15 % des Blutvolumens (Blutspender).

2. Hypovolämische stabilisierte posthämorrhagische Anämie:
Sie ist die Folge eines größeren unbehandelten Blutverlustes bei gleichzeitig unzureichendem transkapillärem Flüssigkeitseinstrom. Hierbei ist der O_2-Gehalt pro Volumeneinheit Blut erhöht, das zirkulierende Blutvolumen jedoch reduziert.

3. Akute normovolämische Hämodilution:
Sie wird dadurch induziert, daß Vollblut isovolämisch gegen Kolloidlösungen ausgetauscht wird, welche über Stunden ein normales zirkulierendes Blutvolumen garantieren.

4. Akute hypervolämische Hämodilution:
Sie findet sich bei forciertem Volumenersatz mit kolloid- und zellfreien Lösungen (Kristalloide zur Behandlung des hämorrhagischen Schocks).

Da die Kompensationsmechanismen für jede Form der Hämodilution unterschiedlich sind, können die in der Literatur vorliegenden Befunde nur bei strenger Charakterisierung von Form und Grad der Dilution bewertet werden (33). Die im folgenden zu besprechenden Ergebnisse betreffen ausschließlich experimentelle und klinische Studien über limitierte normovolämische Hämodilution, welche in der Regel durch isovolämischen Austausch von Blut gegen Plasmaersatzmittel induziert wurde.

Einfluß der Blutverdünnung auf die Blutviskosität

Ersatz von Vollblut gegen zellfreie Kolloid- oder Kristalloidlösung verändert das Verhältnis der Blutbestandteile untereinander. Die Viskosität des Blutes wird dabei in erster Linie von der aktuellen Hämatokritveränderung bestimmt. Die Plasmaviskosität wird durch Kristalloide gesenkt, Kolloidlösungen mit hoher Eigenviskosität (> 1,5 cP) steigern die Plasmaviskosität, obwohl gleichzeitig die Konzentration der ebenfalls viskositätsbeeinflussenden Faktoren Fibrinogen und α_2-Globulin vermindert wird (7, 52, 54, 55). Der verdünnungs- und viskositätssenkende Effekt von Plasmaersatzmitteln kann nicht aufgrund von in vitro-Viskositätsdaten, sondern lediglich durch Viskositätsmessungen bei identischen Hämatokritwerten in vivo beurteilt werden. Dabei zeigt sich, daß die geringe Erhöhung der Plasmaviskosität bei Dilution mit 6 % Dextran 60/70 oder 6 % Hydroxyäthylstärke gegenüber der gleichzeitigen Senkung des Hämatokrits in vivo nur von geringer Bedeutung ist (30, 32).

Aufgrund der exponentiellen Beziehung zwischen Hämatokrit und Blutviskosität ergibt sich, daß gleiche Dilutionsschritte im oberen Hämatokritbereich einen überproportionalen Abfall der Blutviskosität, bei Hämatokritwerten unterhalb 30 % dagegen nur noch geringe Änderungen zur Folge haben (7, 10, 32, 55, 56). Besonders drastische Änderungen der Blutviskosität und damit der Fließeigenschaften des Blutes durch Dilution sind daher bei Polyzythämie-Patienten zu erwarten (10, 32, 47).

Einfluß der Hämodilution auf die Hämodynamik

Limitierte normovolämische Hämodilution bewirkt über die Senkung der Blutviskosität einen starken Anstieg des Herzminutenvolumens und der Organgesamtdurchblutung (12, 15, 29, 32, 36, 42, 45). Dem Anstieg des Herzminutenvolumens liegt eine Zunahme des Schlagvolumens bei gleichzeitig erhöhtem venösem Rückstrom zugrunde (15, 36, 55). Bei hypovolämischer Hämodilution bleibt der Anstieg des Herzminutenvolumens unzureichend (32, 59), aus diesem Grunde kann die verdünnungsbedingte Abnahme des Blutsauerstoffgehaltes nicht adäquat kompensiert werden.

Sauerstoffversorgung bei Hämodilution

Die dilutionsbedingte Verminderung des Blutsauerstoffgehaltes kann prinzipiell durch drei Mechanismen kompensiert werden:

1. Durch eine Steigerung der Kapillardurchblutung (Konstanz des Erythrozytenfluxes/Zeiteinheit trotz Verdünnungsanämie).
2. Erhöhte O_2-Extraktion aus dem Blut bei Erniedrigung des venösen PO_2.
3. Verschiebung der O_2-Dissoziationskurve nach rechts (Abnahme der Sauerstoffaffinität des Hämoglobins).

Sowohl die tierexperimentellen als auch die klinischen Studien haben gezeigt, daß der Organismus bei limitierter normovolämischer Hämodilution die Veränderungen des O_2-Blutgehaltes durch den erstgenannten Mechanismus, Erhöhung der Kapillardurchblutung, voll zu kompensieren vermag. Der zweite Mechanismus (erhöhte Sauerstoffextraktion) wird dann in Anspruch genommen, wenn das Herzminutenvolumen infolge Hypovolämie, Myokard- oder Koronarinsuffizienz nicht adäquat gesteigert werden kann (32, 33, 48, 55, 59). Der dritte Mechanismus dagegen wird - nach unseren derzeitigen Kenntnissen - nur bei akuter extremer Dilution beansprucht (25, 30, 54).

Durch Messung der nutritiven Kapillardurchblutung und des transkapillären Transportes kleiner wasserlöslicher Moleküle nach der Methode
von APPELGREN und LEWIS (1) sowie durch Analyse des lokalvenösen Blutes und Messung der lokalen Sauerstoffdruckverteilung in verschiedenen Organen konnte nachgewiesen werden, daß bis zu Hämatokritwerten
von 20 % die Sauerstoffgewebsversorgung ausreicht und daher keine lo-
kale Gewebshypoxie zu befürchten ist (8, 21, 29, 31).

Da sowohl an wachen als auch an narkotisierten Tieren die O_2-Gesamt-
aufnahme während limitierter Hämodilution unverändert bleibt (2, 31,
37, 48), ist die Aufrechterhaltung der O_2-Versorgung bei limitierter
Hämodilution nicht aufgrund eines verminderten O_2-Bedarfes zu interpretieren. Am elektrisch stimulierten Skelettmuskel, d. h. bei erhöhtem Sauerstoffbedarf, fanden GAETHGENS et al. (11) unterhalb von Hämatokritwerten von 25 % eine deutliche Einschränkung der Leistung sowie der O_2-Aufnahme.

Limitierender Faktor: myokardiale Leistungsfähigkeit

Ein kompensatorischer Anstieg des Schlagvolumens bei nahezu konstan-
ter Herzfrequenz setzt eine suffiziente O_2-Versorgung des Myokards
voraus. Bei primär herzgesunden Versuchstieren findet sich bei normovolämischer Dilution ein überproportionaler Anstieg der Koronardurch-
blutung (2, 16, 45). Bis zu Hämatokritwerten von 20 % bleibt der ko-
ronarvenöse $\overline{PO_2}$ sowohl beim isolierten als auch beim in situ-Herzen
im Bereich der Norm (16, 30, 33). Bei stärkerer Dilution und gleichzeitig erhöhter Herzarbeit wird die funktionelle Koronarreserve jedoch
rasch eingeschränkt (2, 6, 48). Bei Hämatokritwerten unter 15 % fanden BUCKBERG et al. (6) ein intramyokardiales steal-Phänomen mit sub-
endokardialer Minderdurchblutung, ischämischem endokardialem EKG und
Herzversagen. Da ausreichende Erfahrungen über die Toleranz einer limitierten Hämodilution bei vorgeschädigtem Myokard bzw. bei Koronar-
sklerose bislang nicht vorliegen, muß derzeit eine präoperative Myo-
kard- bzw. Koronarinsuffizienz als Kontraindikation für eine induzierte Blutverdünnung angesehen werden.

Akute präoperative Hämodilution und Autotransfusion

Die tierexperimentellen Ergebnisse hatten eindeutig gezeigt, daß bei
Aufrechterhaltung von Normovolämie und bei kardiorespiratorischer Kompensationsfähigkeit eine limitierte Hämodilution ohne Gefahr von Sauer-
stoffmangel toleriert werden kann.

Diese Erfahrungen wurden durch die ersten klinischen Untersuchungen
von LAKS et al. (27) und KLOEVEKORN et al. (23, 24, 25) voll bestätigt.
Durch präoperativen isovolämischen Austausch von 1.000 - 2.000 ml Blut
gegen Plasma-Protein- bzw. Humanalbuminlösung wurde der Hämatokrit auf
etwa 25 % gesenkt. Arterieller und zentralvenöser Blutdruck sowie die
Herzfrequenz blieben im Bereich der Norm; die Kompensation erfolgte
über den Anstieg des Schlagvolumens; der zentralvenöse PO_2, die arte-
riovenöse Sauerstoffsättigungsdifferenz und der Blutlaktatspiegel blieben im Bereich der Norm, was die volle Kompensation des verminderten
Blutsauerstoffgehaltes widerspiegelt. Die Retransfusion des autologen
Blutes, in umgekehrter Reihenfolge der Entnahme, beginnt, wenn der
intraoperative Blutverlust 300 ml übersteigt. Auf diese Weise kann am
Ende der Operation bzw. postoperativ die zuerst entnommene autologe,
an Erythrozyten, Thrombozyten und plasmatischen Gerinnungsfaktoren
reichste Konserve reinfundiert werden. Komplikationen von seiten der
Blutgerinnung, Infektgefährdung, Wundheilungsstörungen und Hospitali-

sierungsdauer wurden nicht beobachtet (23, 24, 25, 27, 30). In der
überwiegenden Zahl der Fälle mit intraoperativen Blutverlusten unter
2.500 ml konnte auf die Transfusion von Fremdblut verzichtet werden.

Über ebenfalls günstige Erfahrungen mit akuter präoperativer Hämodilution berichten PETER et al. (43, 44) und ORLOWSKI et al. (41) bei
elektiven Eingriffen in der Allgemeinchirurgie. Autologes Blut, welches durch präoperative Hämodilution unmittelbar vor Beginn der ex-
trakorporalen Zirkulation gewonnen wird, hat sich in der Herzchirur-
gie zur Kontrolle von Gerinnungsstörungen bewährt (17, 18, 40). Die
präoperative Hämodilution wird ferner erfolgreich bei Patienten geübt,
welche aus religiösen Gründen Bluttransfusionen ablehnen (50). ZUBIATE
et al. (61) konnte bei 341 von 477 Patienten bei koronarchirurgischen
Eingriffen und Anwendung der Herz-Lungen-Maschine durch präoperative
Hämodilution und Autotransfusion auf homologes Spenderblut verzichten.

Die Dilutionslösung der Wahl

Jede Verminderung des präoperativen Blutvolumens während und nach Hämodilution interferiert mit dem ersten Kompensationsmechanismus (Steigerung des Herzminutenvolumens), da dieser von der Höhe des venösen
Rückstromes abhängig ist. Die Dilutionslösung sollte daher so gewählt
werden, daß das zirkulierende Blutvolumen im Bereich der Norm verbleibt.
Kolloide mit langer intravasaler Verweildauer sind daher allen Kri-
stalloidlösungen vorzuziehen. Die notwendige Senkung der Blutviskosität und Aufrechterhaltung des normalen kolloidosmotischen Plasmadruckes
kann sowohl mit Humanalbumin, PPL, Dextran 60/70 und HÄS erreicht werden. Diese Kolloide sind daher sowohl für die akute präoperative Hämodilution als auch für isovolämische Austauschtransfusionen bei pri-
märer und sekundärer Polyzythämie (4, 13, 19, 47, 51, 53) geeignet.
Auf die Notwendigkeit des intra- und postoperativen Ersatzes inter-
stitieller Flüssigkeit durch adäquate Zufuhr von isotoner Kristalloidlösung soll hier besonders hingewiesen werden! Als Dilutionslösung
sind Kristalloide jedoch ungeeignet; sie müssen im Verhältnis 3:1 gegen Blut ausgetauscht werden, senken den kolloidosmotischen Druck im
Plasma und bergen daher neben der Gefahr der Hypovolämie auch die Gefahr eines interstitiellen Ödems. Dextran 60 bzw. Dextran 70 ist für
die präoperative Hämodilution besonders geeignet, da diese Lösungen
einen sicheren antithrombotischen Effekt (14) ausüben. Besonders ge-
fährdet hinsichtlich thromboembolischer Komplikationen sind Patienten
mit erhöhtem Hämatokrit (5, 9); eine präoperative Senkung des Hämatokrits um etwa 20 Einheiten erscheint daher gerade bei diesen Patienten indiziert. VELA (58) berichtet über gute Erfahrungen mit Dextran
70 bei induzierter Hämodilution bei alten Patienten. Für die klinische
Hämodilution wird heute von uns Dextran 60[1] und Humanalbumin 5 %, je
nach Austauschmenge im Verhältnis 2:1 oder 1:1, bevorzugt (E. OTT et
al., unveröffentlicht). Durch die Einsparung von Humanalbumin können
die Kosten wesentlich reduziert werden, ohne daß die Dextranmaximal-
dosis von 1,5 g/kg/die überschritten werden muß. Störungen der Blutgerinnung (20) lassen sich bei Kombination von Dextran 60 und Humanalbumin sicher vermeiden. PETER et al. (43, 44) empfehlen die Kombination von Dextran 60 mit Humanalbumin 5 % oder 6 % HÄS.

Gefahren und Kontraindikationen

Induzierte Hämodilution kann unter den Prämissen Normovolämie und
kardiorespiratorische Kompensationsfähigkeit als sichere Methode an-

---

[1] Macrodex 6 %, KNOLL AG, Ludwigshafen

gesehen werden; dies gilt jedoch nur dann, wenn der Blutaustausch mit langwirkenden Kolloiden isovolämisch erfolgt. Der isovolämische Blutaustausch wird am sichersten dadurch garantiert, daß das Austauschblut im Blutbeutel mittels Federwaage kontinuierlich gewogen und die Infusion der Dilutionslösung genau nach der entzogenen Blutmenge gesteuert wird. Je nach Ausgangshämatokrit des Patienten können 1.000 - 2.000 ml Blut gegen Plasmaersatzmittel ausgetauscht werden, ein Hämatokrit von 20 % sollte jedoch auf keinen Fall unterschritten werden. Bei Tachykardie und Blutdruckabfall muß die Volumensituation geprüft und evtl. durch Reinfusion des autologen Blutes korrigiert werden.

Patienten mit Myokard- und Koronarerkrankungen sind derzeit keine Kandidaten für die präoperative Hämodilution; evtl. wird die Indikation in Zukunft erweitert werden. Bei Hypoproteinämie ist Humanalbumin das Mittel der Wahl; Leberinsuffizienz stellt aufgrund der Hyperzirkulation sowie der mangelnden Synthese von Gerinnungsfaktoren ebenfalls eine Kontraindikation dar. Weiterhin gehören präexistente Anämie, präoperative Hypovolämie sowie schwere obstruktive Lungenerkrankungen zu den Kontraindikationen (siehe auch 24, 25, 43, 44).

Zusammenfassung

Induzierte Hämodilution bewirkt eine Verbesserung der rheologischen Eigenschaften des Blutes aufgrund der in erster Linie hämatokritbedingten Senkung der Blutviskosität. Unter den Bedingungen von Normovolämie und kardiorespiratorischer Kompensationsfähigkeit verursacht eine akute Hämodilution einen Anstieg des venösen Rückstroms zum Herzen und ermöglicht dadurch eine Steigerung der Gesamt- und Kapillardurchströmung. Bei limitierter Hämodilution (25 - 20 % Hämatokrit) wird die O_2-Versorgung durch den Anstieg der Kapillardurchblutung völlig kompensiert. Die O_2-Extraktion nimmt zu, wenn Hämatokritwerte von 20 % unterschritten werden oder Hypovolämie vorliegt. Die akute präoperative Hämodilution sollte deshalb mit langwirkenden Kolloidlösungen durchgeführt werden. Bei Patienten, die sich elektiv-chirurgischen Eingriffen zu unterziehen haben, können durch akute präoperative Hämodilution Fremdbluttransfusionen und damit die Transfusionsrisiken sicher reduziert werden.

Literatur

1. APPELGREN, C.: Acta physiol. scand., Suppl. 378 (1972).

2. BASSENGE, E., SCHMID-SCHÖNBEIN, H., v. RESTORFF, W., VOLGER, E.: In: Hemodilution. Theoretical Basis and Clinical Application (eds. K. MESSMER, H. SCHMID-SCHÖNBEIN), p. 174. Basel-New York: Karger 1972.

3. BRENNER, B.: Arch. Surg. 108, 761 (1974).

4. BOSSY, S., TITEICA, M., MONTOMANCEA, D., CRISTEA, M.: Anesth. Analg. 29, 341 (1972).

5. BOUHOUTSOS, J., MORRIS, T., CHARATZAS, D., MARTIN, P.: Brit. J. Surg. 61, 984 (1974).

6. BUCKBERG, G. D.: In: Intentional Hemodilution (eds. K. MESSMER, H. SCHMID-SCHÖNBEIN). Bibl. haematolog. 41, 173. Basel-New York: Karger 1975.

7. CHIEN, S.: Adv. Microcirc. 2, 89 (1969).

8. DAHLBERG, J. B., LEWIS, D. H.: In: Intentional Hemodilution (eds. K. MESSMER, H. SCHMID-SCHÖNBEIN). Bibl. haematolog. 41, 34. Basel-New York: Karger 1975.

9. DINTENFASS, L.: London: Butterworth 1972.

10. DORMANDY, J. A.: Ann. roy. Coll. Surg. Engl. 47, 211 (1970).

11. GAETHGENS, P., BENNER, K. U., SCHICKENDANTZ, S.: In: Intentional Hemodilution (eds. K. MESSMER, H. SCHMID-SCHÖNBEIN). Bibl. haematolog. 41, 54. Basel-New York: Karger 1975.

12. GERBER, A. M., MOODY, R. A.: J. Surg. Res. 12, 175 (1972).

13. GREGORY, R. J.: Lancet I, 858 (1971).

14. GRUBER, U. F., STURM, V., REM, I., SCHAUB, N., RITTMANN, W. W.: In: Intentional Hemodilution (eds. K. MESSMER, H. SCHMID-SCHÖN-BEIN). Bibl. haematolog. 41, 98. Basel-New York: Karger 1975.

15. GUYTON, A. C., RICHARDSON, T. Q.: Circulat. Res. 9, 157 (1961).

16. HAGL, S., BORNIKOEL, K., MAYR, N., MESSMER, K., SEBENING, F.: In: Intentional Hemodilution (eds. K. MESSMER, H. SCHMID-SCHÖNBEIN). Bibl. haematolog. 41, 152. Basel-New York: Karger 1975.

17. HALLOWELL, P., BLAND, J. H. L., BUCKLEY, M. J., LOWENSTEIN, E.: J. thorac. cardiovasc. Surg. 64, 941 (1972).

18. HARDESTY, R. L., BAYER, W. L., BAHNSON, H. T.: J. thorac. cardio-vasc. Surg. 56, 683 (1968).

19. HARRISON, B. W. D., GREGORY, R. J., CLARK, T. J. H., SCOTT, G. W.: Brit. med. J. 713 (1971).

20. KALLOS, T., SMITH, Th. C.: Anesthesiology 44, 293 (1974).

21. KESSLER, M., MESSMER, K.: In: Intentional Hemodilution (eds. K. MESSMER, H. SCHMID-SCHÖNBEIN). Bibl. haematolog. 41, 16. Basel-New York: Karger 1975.

22. KLEBANOFF, G.: Amer. J. Surg. 120, 718 (1970).

23. KLOEVEKORN, W. P., LAKS, H., PILON, R. N., ANDERSON, W. P., Mac-CALLUM, J. R., MOORE, F. D.: Europ. Surg. Res. 5, Suppl. 2, 27 (1973).

24. KLOEVEKORN, W. P., PICHLMAIER, H., OTT, E., BAUER, H., SUNDER-PLASSMANN, L., MESSMER, K.: Chirurg 45, 452 (1974).

25. KLOEVEKORN, W. P., PICHLMAIER, H., OTT, E., SUNDER-PLASSMANN, L., MESSMER, K.: In: Intentional Hemodilution (eds. K. MESSMER, H. SCHMID-SCHÖNBEIN). Bibl. haematolog. 41, 248. Basel-New York: Karger 1975.

26. KOWALYSHYN, T. J., PRAGER, D., YOUNG, J.: Anesth. Analg. 51, 75 (1972).

27. LAKS, H., PILON, R. N., KLOEVEKORN, W. P., ANDERSON, W., MacCALLUM, J. R., O'CONNOR, N. E.: Ann. Surg. 180, 103 (1974).

28. McCONN, R.: Surg. Clin. N. Amer. 54 (1975, in press).

29. MESSMER, K., LEWIS, D. H., SUNDER-PLASSMANN, L., KLOEVEKORN, W. P., MENDLER, N., HOLPER, K.: Europ. Surg. Res. 4, 55 (1972).

30. MESSMER, K., SUNDER-PLASSMANN, L.: Progr. Surg. 13, 208. Basel: Karger 1974.

31. MESSMER, K., SUNDER-PLASSMANN, L., JESCH, F., GOERNANDT, L., SINA-GOWITZ, E., KESSLER, M.: Res. exp. Med. 159, 152 (1973).

32. MESSMER, K., SUNDER-PLASSMANN, L., KLOEVEKORN, W. P., HOLPER, K.: Adv. Microcirc. 4, 1 (1972).

33. MESSMER, K.: Surg. Clin. N. Amer. (June 1975, in press).

34. MILLES, G., LANGSTON, H. T., DALESSANDRO, W.: Autologeous trans-fusions. Springfield: Thomas 1971.

35. MOORE, F. D.: Surg. Gynec. Obstet. 139, 245 (1974).

36. MURRAY, J. F., ESCOBAR, E., RAPAPORT, E.: Amer. J. Physiol. 216, 638 (1969).

37. NEUHOF, H., WOLF, M.: In: Intentional Hemodilution (eds. K. MESS-MER, H. SCHMID-SCHÖNBEIN). Bibl. haematolog. 41, 66. Basel-New York: Karger 1975.

38. NEEF, H.: Zbl. Chir. 98, 49 (1973).

39. NEWMAN, M. M., HAMSTRA, R., BLOCK, M.: J. amer. med. Ass. 218, 861 (1971).

40. OCHSNER, J. L., MILLS, N. L., LEONARD, G. L., LAWSON, N.: Ann. Surg. 177, 811 (1973).

41. ORLOWSKI, T., LEPERT, R., DRYNIAK, J., MADRY, K.: Polski Tygodnik Lekarski 29, 1649 (1974).

42. PAULSON, O. B., PARRING, H. H., OLESEN, J., SKINHOJ, E.: J. appl. Physiol. 35, 111 (1973).

43. PETER, K., v. ACKERN, K., BEREND, D., BUCHERT, W., KERSTING, K. H., KRAATZ, J., SCHADE, W.: Prakt. Anästh. 9, 387 (1974).

44. PETER, K., v. ACKERN, K., BEREND, D., KERSTING, K. H., KRAATZ, J., LUTZ, H., SCHADE, W.: In: Intentional Hemodilution (eds. K. MESS-MER, H. SCHMID-SCHÖNBEIN). Bibl. haematolog. 41, 260. Basel-New York: Karger 1975.

45. RACE, D., DEDICHEN, H., SCHENCK, W. G. jr.: J. thorac. cardiovasc. Surg. 53, 578 (1967).

46. RAKOWER, S. R., WORTH, M. H.: J. Trauma 13, 573 (1973).

47. REPLOGLE, R.: In: Hemodilution. Theoretical Basis and Clinical Ap-plication (eds. K. MESSMER, H. SCHMID-SCHÖNBEIN), p. 160. Basel-New York: Karger 1972.

48. v. RESTORFF, W., BASSENGE, E., HOLTZ, J., MÜLLER, C.: Pflügers Arch. 339 (Suppl.), 31 (1973).

49. ROCHE, J. K., STENGLE, J. M.: J. amer. med. Ass. <u>225</u>, 1516 (1973).

50. SANDIFORD, F. M., CHIARIELLO, L., HALLMAN, G. L., COOLEY, D. A.: J. thorac. cardiovasc. Surg. <u>68</u>, 1 (1974).

51. SAUMAREZ, R. C., GREGORY, R. J.: In: Intentional Hemodilution (eds. K. MESSMER, H. SCHMID-SCHÖNBEIN). Bibl. haematolog. <u>41</u>, 279. Basel-New York: Karger 1975.

52. SCHAAMING, J., SPARR, S.: Scand. J. resp. Dis. <u>55</u>, 237 (1974).

53. SCHMID-SCHÖNBEIN, H., KLOSE, H. J., VOLGER, E.: In: Hemodilution. Theoretical Basis and Clinical Application (eds. K. MESSMER, H. SCHMID-SCHÖNBEIN), p. 66. Basel-New York: Karger 1972.

54. SUNDER-PLASSMANN, L., KESSLER, M., JESCH, F., DIETERLE, R., MESS-MER, K.: In: Intentional Hemodilution (eds. K. MESSMER, H. SCHMID-SCHÖNBEIN). Bibl. haematolog. <u>41</u>, 44. Basel-New York: Karger 1975.

55. SUNDER-PLASSMANN, L., KLOEVEKORN, W. P., MESSMER, K.: Anaesthesist <u>20</u>, 172 (1971).

56. SUNDER-PLASSMANN, L., KLOEVEKORN, W. P., MESSMER, K.: In: Hemodi-lution. Theoretical Basis and Clinical Application (eds. K. MESS-MER, H. SCHMID-SCHÖNBEIN), p. 184. Basel-New York: Karger 1972

57. THIES, J.: Zbl. Gynäk. <u>38</u>, 1191 (1914).

58. VELA, R.: In: Intentional Hemodilution (eds. K. MESSMER, H. SCHMID-SCHÖNBEIN). Bibl. haematolog. <u>41</u>, 271. Basel-New York: Karger 1975.

59. WATKINS, G. M., RABELO, A., BERILACQUA, R. G., BRENNAN, M. F., DMOCHOWSKI, J. R., BALL, M. R., MOORE, F. D.: Surg. Gynec. Obstet. <u>139</u>, 161 (1974).

60. WILSON, J. D., TASWELL, H. F.: Mayo Clin. Proc. <u>43</u>, 26 (1968).

61. ZUBIATE, P., KAY, J. H., MENDEZ, A. M., KROHN, B. G., HOCHMAN, R., DUNNE, E. F.: J. thorac. cardiovasc. Surg. <u>68</u>, 263 (1974).

Übersichten zum Thema:

1. MESSMER, K., SCHMID-SCHÖNBEIN, H.: Hemodilution. Theoretical Basis and Clinical Application. Basel-New York: Karger 1972.

2. MESSMER, K., SCHMID-SCHÖNBEIN, H.: Intentional Hemodilution. Bibl. haematolog. 41. Basel-New York: Karger 1975.

Klinische Erfahrungen mit der Hämodilution

Von K. Peter, K. van Ackern, M. Glocke, J. Kraatz, H. Lutz und E. Martin

Bei größeren akuten Blutverlusten ist auch heute noch keine Volumen-
substitutionstherapie ohne Transfusion von Vollblut oder Blutfraktio-
nen möglich. Bislang steht keine geeignete Ersatzlösung mit Sauerstoff-
trägern zur Verfügung. Trotz der mit großem technischem und organisa-
torischem Aufwand betriebenen Blutbanken und Blutspendedienste ist neben dem Mangel an ausreichend verfügbarem Frischblut das Risiko der
Hepatitis nach Transfusionen ein zentrales, bisher noch nicht zur Zu-
friedenheit gelöstes Problem. Auch bei sorgfältiger Spenderauswahl und
bei zurückhaltender Indikationsstellung zur Transfusion ist die Rate
der Hepatitis nach Transfusion relativ hoch. Zwar schwanken die Zahlen
über die Posttransfusionshepatitis, sie dürften aber bei kritischer
Wertung der Literatur für die ikterische Verlaufsform zwischen 0,5 und
2 % und für die anikterische Verlaufsform zwischen 5 und 10 % liegen.
Des weiteren muß bei der Bewertung des Problems der Posttransfusionshepatitis der Prognose besondere Beachtung geschenkt werden. Man kann
davon ausgehen, daß im Gegensatz zur infektiösen Hepatitis die Prognose in diesem Fall weitaus negativer zu beurteilen ist. So sind Über-
gänge in chronische Verlaufsformen, aber auch akute Verläufe, wie z.
B. eine massive Leberzellnekrose mit nachfolgendem Leberzerfallskoma,
weitaus häufiger zu beobachten als im Rahmen einer infektiösen Hepatitis. Es wurden von JAKOB in 19 % der Fälle nach Transfusionshepatitis
chronische Verläufe beschrieben. Andere Autoren nennen etwas geringere
bzw. zum Teil sogar noch höhere Prozentzahlen. Für die epidemische Hepatitis wurden hingegen durchschnittlich nur in 3 - 5 % der Fälle chronische Verlaufsformen angegeben. Die Letalität der Hepatitis nach
Transfusion wird in der Literatur ebenfalls unterschiedlich bewertet.
Realistisch geht man wohl entsprechend den Untersuchungen von GSELL
von einer Größenordnung aus, die bei 1 - 2 % liegt. Dies deckt sich
in etwa mit den Zahlen, die STEMPFLI in einer gemeinsamen Studie verschiedener pathologischer Institute erarbeitet hat. Hier beträgt das
Risiko 1:1.000 bis 1:4.000 pro Transfusionsbehandlung.

Die bisher dargelegten Zahlen zeigen, daß das Problem der Hepatitis
nach Transfusionen im Rahmen der operativen Medizin einen nicht zu
vernachlässigenden Risikofaktor darstellt. Es muß deshalb daran gele-
gen sein, die Häufigkeit der Posttransfusionshepatitis zu reduzieren.
Solange der intraoperative und postoperative Blutverlust über
2.000 ml liegt und solange eine Grenzmarke nicht überschritten wird,
ab der der Körper nicht mehr in der Lage ist, den Verlust an Sauer-
stoffträgern zu kompensieren, stehen uns heute zwei Methoden zur Wahl,
das Blut homolog zu ersetzen. Dies ist zum einen die Retransfusion
nach präoperativer isovolämischer Hämodilution. Zum anderen ist es
die Retransfusion nach präoperativer Blutentnahme, wobei die Entnahme
Tage bis Wochen vor dem elektiven Eingriff durchgeführt werden muß.
Gegen die zuletzt genannte Möglichkeit spricht bei den heute noch
durchgeführten Lagerungsverfahren vor allem die Abnahme der Sauerstoff-
bindungsfähigkeit der Erythrozyten und die Abnahme des Gerinnungspo-
tentials. Des weiteren sind organisatorische Probleme zu bedenken,
wie z. B. frühere Klinikeinbestellung etc.. Bei dem Bemühen, die Rate
der Posttransfusionshepatitis durch homologen Blutersatz zu vermindern,
darf eine weitere Möglichkeit nicht unerwähnt bleiben. Sie besteht im
Absaugen und sofortiger Retransfusion des intraoperativ verlorenen
Blutes mit geeigneten Retransfusionspumpen. Voraussetzung hierfür ist

jedoch, daß relativ starke Blutungen lokal begrenzt auftreten. In Fällen von diffusen Blutungen, und hierum handelt es sich wohl bei den meisten intraoperativen Blutungen, ist dieses Verfahren nicht anwendbar. Als weiterer Nachteil muß Traumatisierung der korpuskulären Anteile des Blutes und das Absaugen von unerwünschten Zusätzen aus dem Operationsgebiet gewertet werden. Ein solches Verfahren wird am ehesten seine Indikation im Rahmen der Unfall- und großen Gefäßchirurgie finden, wo unter Umständen größere Mengen Blut aus der Gefäßbahn treten.

Im folgenden wird über die Vor- und Nachteile der präoperativen isovolämischen Hämodilution berichtet werden.

Eine präoperative isovolämische Hämodilution kann grundsätzlich mit verschiedenen Lösungen durchgeführt werden. Hierzu zählen kristalline Lösungen, Lösungen mit Fremdkörperkolloiden wie Dextran, Stärke und Gelatine sowie Lösungen mit körpereigenen Kolloiden wie Albumine oder Albumin-Globulin-Lösungen. Darüber hinaus besteht noch die Möglichkeit, die verschiedenartigen Kolloidlösungen unterschiedlich zu mischen. Die eigene Arbeitsgruppe besitzt inzwischen klinische Erfahrungen mit der Anwendung von Dextran 60, von Humanalbumin 5 % sowie Mischlösungen im Verhältnis 1:1 aus Dextran 60 und Humanalbumin 5 % und Stärke und Humanalbumin 5 %. Das von uns diluierte Patientenkollektiv setzt sich aus verschiedenen Teilgebieten der operativen Medizin zusammen. Voraussetzung bei der Anwendung der Methode ist, daß der intra- und postoperative Blutverlust insgesamt 2.000 ml Blut nicht wesentlich überschreitet. Als Kontraindikationen gelten für uns zur Zeit noch eine manifeste Koronarinsuffizienz bzw. Myokardinsuffizienz, ein vorausgegangener Myokardinfarkt innerhalb einer Halbjahresfrist, des weiteren gravierende broncho-pulmonale Vorerkrankungen sowie Altersgruppen unter 10 bzw. über 75 Jahre sowie Hämoglobinwerte unter 12 g%. Es ist jedoch anzunehmen, daß einige dieser Kontraindikationen schon bald aufgegeben bzw. noch weiter eingeschränkt werden können. So haben wir inzwischen begonnen, in der Orthopädie auch jüngere Patienten zu diluieren.

Das technische Verfahren gestaltet sich nach 1 1/2jähriger Erfahrung unserer Klinik einfach. Der Patient wird am Vorabend der Operation besucht und über die Problematik der Methode aufgeklärt. Am folgenden Morgen kommt er ca. 45 Minuten vor OP-Beginn prämediziert in den Aufwachraum. Hier werden in Lokalanästhesie zwei großlumige periphere Venen punktiert bzw. bei ungünstigen Venenverhältnissen eine Vene und eine A. radialis. Anschließend wird umgehend mit dem Blutentzug über eine der Venen bzw. die Arterie begonnen. Zur gleichen Zeit wird dem Patienten die entsprechende Menge Dilutionslösung infundiert. Nach 1.000 ml Blutentzug werden Hb, Hk, Herzfrequenz und arterieller Blutdruck kontrolliert. Bestehen keine Bedenken, wird die Dilution weiter fortgeführt und nach einer nochmaligen Kontrolle bei 1.500 ml bis zu einer maximalen Grenze von 2.000 ml ausgedehnt. Als Grenzwert gilt ein Hb von 8 g% bzw. ein Hämatokrit von 24. Zusätzlich werden während dieser Zeit 500 ml einer Halbelektrolytlösung mit 20 mval KCl infundiert. Das entzogene Blut wird in CPD- oder ACD-präparierten Plastikbeuteln konserviert. Die Plastikbeutel liegen während der Dilution auf einer Blutentnahmewaage, die durch wippende Bewegung sowohl eine befriedigende Durchmischung des entzogenen Blutes mit dem in dem Beutel befindlichen Stabilisator garantiert als auch nach Entnahme von 500 ml ein akustisches Signal gibt. Nach Abschluß der Hämodilution wird durch eine der Kanülen ein peripherer Venenkatheter vorgeschoben, der uns in der postoperativen Phase die Infusionstherapie erleichtert.

Während der nun folgenden Operation wird der Blutverlust noch so lange mit Dilutionslösung ausgeglichen, bis der Hämatokrit auf 24 % abgefallen ist. Von diesem Zeitpunkt an beginnt die Retransfusion des zuletzt entnommenen Eigenblutes. Der zuerst gewonnene Beutel, der fast noch keine Dilutionslösung enthält, wird als letzter transfundiert, spätestens jedoch am 2. postoperativen Tag. In der nun folgenden postoperativen Phase erfordern die Hämodilutionspatienten eine sorgfältige Überwachung. Die schon intraoperativ beginnende Ausscheidung der Fremd- und später auch der Eigenkolloide muß kontinuierlich substituiert werden, damit eine Hypovolämie vermieden wird. Diese Substitutionstherapie wird während der ersten vier bis sieben postoperativen Tage beibehalten. Hierbei liegt unser Bestreben darin, durch bilanzierte Zufuhr von Dilutionslösung ein konstantes Verhältnis zwischen Hb und Hk aufrechtzuerhalten.

Die Auswirkungen der PIH auf den Kreislauf werden anhand der wichtigsten von uns gemessenen Parametern erläutert werden. Die Messungen werden zu den aus Tabelle 1 ersichtlichen Zeitpunkten durchgeführt.

Tabelle 1. Meßzeitpunkte bei der präoperativen isovolämischen Hämodilution (PIH)

t_1	= Ausgangswert
t_2	= Dilutionsende
t_3	= 1. postoperativer Tag
t_4	= 3. postoperativer Tag
t_5	= 5. postoperativer Tag
t_6	= 7. postoperativer Tag

In der Abb. 1 sind die Veränderungen von Hämatokrit, Schlagvolumen, Herzzeitvolumen und Herzfrequenz aufgeführt. Der Abfall des Hämatokrits um ca. 40 % wird durch eine Zunahme des Herzzeitvolumens um ebenfalls ca. 40 % kompensiert. Daß diese Zunahme fast ausschließlich über eine Zunahme des Schlagvolumens erreicht wird, zeigt der steile Anstieg des Schlagvolumens, während die Herzfrequenz nahezu gleich bleibt. Eine für das Herz unökonomischere Reaktionslage des Organismus finden wir am 1. postoperativen Tag. Hier wird das gegenüber dem Ausgangswert noch immer erhöhte Herzzeitvolumen weitgehend über einen Anstieg der Herzfrequenz kompensiert. Die Hämatokritwerte sind nur leicht angestiegen. Im weiteren Verlauf kommt es jedoch bei Herzfrequenz, Herzzeitvolumen und Schlagvolumen zu einer zunehmenden Normalisierung. Lediglich die Hämatokritwerte - und entsprechend auch die Hämoglobinwerte - bleiben noch am 7. postoperativen Tag signifikant unter ihren Ausgangswerten.

In Abb. 2 sind mittlerer arterieller Druck, Herzzeitvolumen und Gesamtströmungswiderstand sowie Hämatokrit aufgetragen. Aufgrund des nahezu konstant bleibenden arteriellen Mitteldruckes und des schon bekannten Herzzeitvolumenanstieges sinkt der Gesamtströmungswiderstand während der akuten Dilutionsphase signifikant ab. Im Verlauf der ersten postoperativen Woche erreicht er wieder die Ausgangswerte.

In der Abb. 3 sind Herzzeitvolumen, mittlerer arterieller Druck, Herzfrequenz und Tension-Time-Index dargestellt. Der nach BRETSCHNEIDER modifizierte Tension-Time-Index stellt einen Parameter zur Erfassung des myokardialen Sauerstoffverbrauches dar. Außer einem leichten Anstieg bis zum 1. postoperativen Tag liegt er annähernd im Normbereich. Es kommt zu keiner exzessiven, unverantwortlichen Steigerung des myokardialen O_2-Verbrauches.

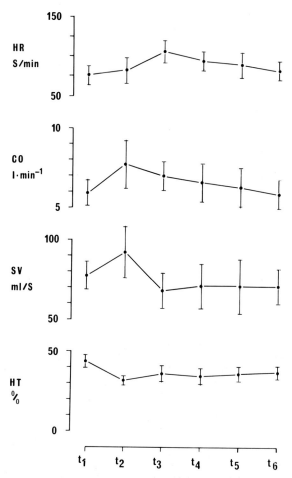

Abb. 1. Verlauf von Herzfrequenz, Herzzeitvolumen, Herzschlagvolumen und Hämatokrit bei der präoperativen isovolämischen Hämodilution

Neben diesen Kreislaufparametern wurden noch GOT und LDH, Natrium, Kalium, Chlor und Kalzium im Serum, Gesamteiweiß und Albumin sowie die Größen des Säure-Basen-Status untersucht. Bei all diesen Parametern findet sich keine Abweichung von der Norm. Lediglich die Eiweißwerte zeigen bei der von uns inzwischen routinemäßig durchgeführten Dilution mit einer Mischung aus Humanalbumin 5 % und Dextran 60 oder Hydroxyäthylstärke als Dilutionslösung einen geringen Abfall des Gesamteiweißes sowie eine Verschiebung des Albumin-Globulin-Quotienten zuungunsten des Globulins. Pathologische Werte werden jedoch nie erreicht.

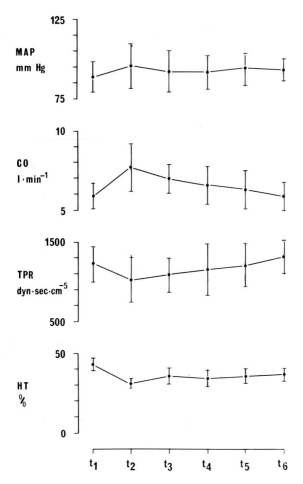

Abb. 2. Verlauf von mittlerem arteriellem Druck, Herzzeitvolumen, Gesamtströmungswiderstand und Hämatokrit bei der präoperativen isovolämischen Hämodilution

Eine Untersuchung des Gerinnungssystems zeigt, daß es neben der zu erwartenden dilutionsbedingten Abnahme der Gerinnungsaktivitäten zu keinerlei pathologischen Veränderungen kommt.

Wertet man unsere bisherigen klinischen Erfahrungen, so können wir feststellen, daß durch die Anwendung der präoperativen isovolämischen Hämodilution die Zahl von Fremdbluttransfusionen zum Teil ausgeschlossen, in jedem Fall jedoch deutlich reduziert werden kann. Darüber hinaus geben die hier dargestellten Ergebnisse Aufschluß darüber, daß das Herz-Kreislauf-System nicht unökonomisch beansprucht wird. Aus klinischen Studien und aus Tierversuchen ist bekannt, daß trotz Abnahme der Sauerstoffkapazität die Sauerstofftransportkapazität über eine Zunahme des Herzzeitvolumens gleich bleibt oder in bestimmten Grenzen sogar noch verbessert wird. Eine weitere Rolle in diesem Kompensationsmechanismus mag die inverse Beziehung zwischen venösem Rückstrom und aktuellem Hämatokrit spielen. Ein mit Fortgang der Dilution abfallender Hämatokrit, ein daraus resultierender verbesserter und erhöhter venöser

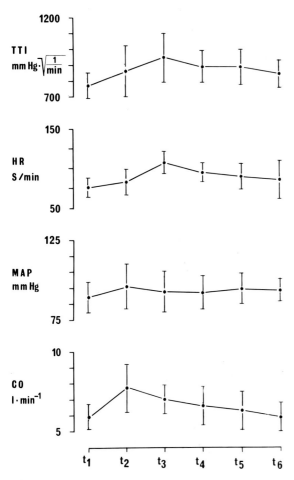

Abb. 3. Verlauf von Tension-Time-Index, Herzfrequenz, mittlerem arteriellem Druck und Herzzeitvolumen bei der präoperativen isovolämischen Hämodilution

Rückstrom sowie eine dadurch induzierte bessere Vorhoffüllung, verbun-
den mit einer Zunahme des Schlagvolumens, ist eine der Hauptkomponen-
ten der günstigen Kompensationsmechanismen bei der präoperativen isovolämischen Hämodilution. Da die Herzfrequenz bei unseren Untersuchungen während des aktuellen Dilutionsvorganges nahezu unverändert bleibt
und da die Messungen des Schlagvolumens eine deutliche Zunahme zeigen,
kann geschlossen werden, daß dieser Kompensationsvorgang bei der präoperativen isovolämischen Hämodilution tatsächlich abläuft. Entscheidend jedoch ist bei der klinischen Anwendung, daß dieser Kompensationsmechanismus, d. h. die Erhöhung des Herzzeitvolumens durch Verbesserung des venösen Rückflusses, nur dann zustande kommt, wenn die Dilution keine Verminderung des zirkulierenden Strömungsvolumens bedingt,
d. h. Isovolämie vorliegt. Aus diesem Grunde ist die Grundvoraussetzung
für jede präoperative isovolämische Hämodilution die Aufrechterhaltung
einer Isovolämie nicht nur während des akuten Dilutionsvorganges, sondern auch noch Tage über den OP-Termin hinaus. Dies erklärt, daß kristalloide Lösungen allein für die Dilution praktisch nicht anwendbar

sind, da ihre intravasale Verweildauer zu kurz ist. Auch Gelatine muß
aus dem erwähnten Grund wegen seiner geringen Halbwertzeit als nur bedingt geeignet bezeichnet werden. Dagegen sind Dextran 60 oder Hydroxyäthylstärke grundsätzlich zu einer Dilution geeignet. Allerdings scheint
uns die Kombination mit einem körpereigenen Kolloid günstiger. Hierdurch wird einerseits die Gesamtmenge des zu infundierenden Fremdkol-
loids gesenkt, was vor allem beim Dextran im Hinblick auf die Gerinnung wichtig ist. Zum anderen muß für ein solches Gemisch die noch höhere intravasale Verweildauer sprechen. Gegen die Anwendung von Eigen-
kolloiden allein sprechen wohl hauptsächlich die zu hohen Kosten. Wie
schon erwähnt, haben sich in unserer Routineanwendung der Hämodilution
Mischungen im Verhältnis 1:1 zwischen Humanalbumin 5 % und Dextran 60
oder Hydroxyäthylstärke hervorragend bewährt. Als ein limitierender
Faktor für die isovolämische Hämodilution wird nach wie vor die Anpas-
sungsmöglichkeit der Koronarperfusion bei eingeschränkter Koronarreserve angesehen. Untersuchungen belegen jedoch, daß die Koronarperfusion bei nicht vorgeschädigtem Herz-Kreislauf-System überproportional
verbessert wird. Bei sklerotisch veränderten Koronarien liegen noch
keine Messungen vor.

Insgesamt sehen wir in der Hämodilution eine sichere Methode, ohne Einschränkung der Sauerstofftransportfunktion des Blutes eine Reduktion
von Fremdbluttransfusion zu erreichen. Die hierfür notwendigen Kompensationsmechanismen belasten - bei Berücksichtigung bestimmter Kontraindikationen - das kardio-zirkulatorische System nur gering. Als Dilutionslösung sollte grundsätzlich eine Mischung verwandt werden, deren eine Komponente Humanalbumin 5 % ist. Als weiterer Bestandteil
sind aufgrund unserer Erfahrungen und Ergebnisse Dextran 60[1] sowie auch
Stärke geeignet. Schließlich soll nicht unerwähnt bleiben, daß die Dilution eine beachtliche Verbesserung der Mikrozirkulation bewirkt. Eine damit sicher verminderte Thrombosebereitschaft in der unmittelba-
ren postoperativen Phase kann nicht unterschätzt werden. Inwiefern unter Berücksichtigung dieses Punktes einem der beiden empfohlenen Fremd-
kolloide der Vorzug zu geben ist, soll hier nicht weiter erörtert werden.

---

[1] Macrodex 6 %, KNOLL AG, Ludwigshafen

Intra- und postoperative Thromboseprophylaxe

Von U. F. Gruber, M. Hohl und V. Sturm

Systematische Anwendung von Phlebographien und routinemäßige Durchführung des Fibrinogentests in der prä- und postoperativen Phase führten
zur Erkenntnis, daß tiefe Venenthrombosen (TVT) wesentlich häufiger
vorkommen als bisher allgemein angenommen wurde. Als vernünftige Durch-
schnittszahlen muß man folgende Werte betrachten: In der allgemeinen
Chirurgie (Tabelle 1) macht ungefähr jeder dritte Patient in der ersten Woche nach der Operation eine TVT durch; in der orthopädisch-
traumatologischen Chirurgie (Totalprothesen, Endoprothesen, Schenkel-
hals- und pertrochantere Frakturen) sind es mehr als die Hälfte aller
Patienten, einige Autoren melden bis zu 80 % TVT. Da in diesem Rahmen
eine ausführliche Literaturdokumentation nicht erwünscht ist, verweisen wir für die vielen Referenzen, die im Text und in den Tabellen ge-
braucht werden, auf unsere kürzlich publizierten zusammenfassenden
Darstellungen zu diesem Thema, in der die Originalliteratur angeführt
ist (4, 5, 8, 9, 10, 14).

Da auf dem Gebiet der Therapie der Lungenembolie (LE) in letzter Zeit
keine wesentlichen Fortschritte erzielt wurden, besteht die einzige
sinnvolle Prophylaxe zur Verminderung von Lungenembolien darin, TVT
zu verhüten. In diesem Bereich sind in den letzten Jahren beträchtli-
che neue Erkenntnisse gewonnen worden. Nachstehend geben wir eine Übersicht über die heute bekannten Methoden zur Verhütung von thromboembolischen Komplikationen (TEK). An eine solche prophylaktische Methode müssen folgende Anforderungen gestellt werden:

1. Sie muß in der Anwendung einfach sein.
2. Sie soll wenig Kontraindikationen haben.
3. Sie soll möglichst wenig Nebenwirkungen aufweisen.
4. Sie soll bereits intraoperativ wirksam sein.

Da es bis heute nicht möglich ist zu wissen, bei welchen Patienten TEK
auftreten, scheint nur eine generalisierte Prophylaxe sinnvoll. Eine
solche wird aber erfahrungsgemäß nur dann überall durchgeführt, wenn
die obigen Bedingungen erfüllt sind. Es steht heute auch fest, daß
mehr als die Hälfte aller Thromben bereits am Abend des Operationsta-
ges festgestellt werden können (10) und daß etwa 90 % aller TVT innerhalb der ersten drei postoperativen Tage auftreten. Wie STRAUB (13)
kürzlich festgehalten hat, wäre es auch nicht sinnvoll, heute überall
komplizierte diagnostische Methoden routinemäßig einzusetzen, sondern
es ist sicher logisch, die Patienten mit einer vernünftigen Prophylaxe
zu versehen.

Methoden zur Prophylaxe von thromboembolischen Komplikationen

1. Mechanische Methoden

Entgegen weit verbreiteter Meinungen vermögen weder die postoperative
Frühmobilisierung noch eine intensive Physiotherapie alleine, d. h.
ohne zusätzliche medikamentöse Maßnahmen, die Thrombosefrequenz wesentlich zu senken. Auch intraoperative Hochlagerung der Beine führt

Tabelle 1. Häufigkeit postoperativer tiefer Venenthrombosen bei allgemeinchirurgischen Patienten ohne medikamentöse Prophylaxe (10)

Autor	Publikationsjahr	n Patienten	% TVT	
Becker	72	30	33	(a)
		60	15	(c)
Browse	70	110	21	
Browse	74	40	27	
Carter	73	101	10	(d)
Flanc	68	65	35	
Gallus	73	118	16	(c)
Gordon-Smith	72	50	42	
Hedlund	74	40	45	(a)
Kakkar	69	132	30	
Kakkar	71	27	26	(e)
Kakkar	72	469	28	
Kakkar	72	39	42	
Korvald	73	61	23	
Lambie	70	111	44	
Milne	71	75	33	
Negus	68	93	34	
Nicolaides	72	50	48	(a)
			6	(b)
Nicolaides	72	122	24	
Rosengarten	70	38	32	
Stephenson	73	46	35	
Tsapogas	70	20	30	
Vasilescu	74	93	37	
Williams	71	29	41	
eigene	74	95	37	

(a) transvesikale Prostatektomien
(b) transurethrale Prostatektomien
(c) Cholezystektomien
(d) Patienten mit Varikosis ausgeschlossen
(e) nur Inguinalhernien

zu keiner Verminderung der thromboembolischen Komplikationen, und das Tragen von Gummistrümpfen verhindert die Bildung von TVT nicht (14). Neuerdings konnte gezeigt werden, daß eine introperative elektrische Stimulierung oder eine intermittierende Kompression der Wadenmuskulatur die TVT-Frequenz zu senken vermag. Die Resultate konnten jedoch nicht überall bestätigt werden; außerdem scheinen sich beide Prophylaxeformen für eine allgemeine Anwendung wegen des ganzen technischen Aufwandes nicht zu eignen, insbesondere sind beide Methoden natürlich nur schwer anzuwenden, wenn an einem Bein operiert wird. Gerade hier

handelt es sich aber um besonders gefährdete Patienten. Zum heutigen
Zeitpunkt kommen deshalb nur medikamentöse Maßnahmen in Frage, zumal
bis jetzt jegliche Beweise dafür fehlen, daß irgendeine der oben erwähnten Methoden auch die Häufigkeit tödlicher Lungenembolien herab-
zusetzen vermöchte. Die Tatsache, daß mittels Fibrinogentest während
der ersten postoperativen Woche weniger Thromben nachgewiesen werden,
heißt nicht unbedingt, daß auch weniger tödliche Lungenembolien in einem größeren Gesamtmaterial auftreten.

2. Medikamentöse Prophylaxe von thromboembolischen Erkrankungen

Obschon die orale Antikoagulation mittels Kumarinen und deren Deriva-
ten seit vielen Jahren bekannt ist und immer wieder zur Senkung postoperativer TEK angewandt worden ist, konnte sich diese Prophylaxeform
in der Chirurgie bis heute nicht generell durchsetzen. Umfragen bei
Chirurgen ergaben, daß die Mehrzahl sich auf eine nicht medikamentöse
Prophylaxe verläßt, ein Teil bei ausgewählten Fällen postoperativ antikoaguliert. Nur wenige Chirurgen antikoagulieren alle ihre Patienten postoperativ; einige wenige wenden Kumarine bereits präoperativ
an. Offensichtlich fürchten sich die meisten Chirurgen vor den Blutungskomplikationen, die allzuoft ein gutes Operationsresultat gefähr-
den oder sogar zunichte machen. Sie nehmen leichter eine Lungenembolie
in Kauf als durch eine prophylaktische Maßnahme ein zu großes Risiko
einzugehen. Dies ist sicher auch der Grund, warum in letzter Zeit eine ganze Reihe von Arbeiten erschienen sind, die neue Möglichkeiten
zur Prophylaxe postoperativer TEK offerieren. Im Vordergrund des In-
teresses stehen heute die Dextranprophylaxe und die s. c.-Verabreichung
sog. "kleiner" Heparindosen. Seit zwei Jahren nehmen wir selber an einer Multizentrum-Studie teil, die zum Ziel hat festzustellen, ob s. c.
verabreichtes Heparin (3 x 5.000 IE täglich, Beginn 2 h vor der Operation) in der Lage ist, die Anzahl postoperativer tödlicher Lungenembolien signifikant zu senken. Gleichzeitig prüfen wir den Wert von
Dextran 40, nachdem bereits feststeht, daß die intra- und postoperative Verwendung von Dextran 70 die Häufigkeit tödlicher Lungenembolien
reduziert (14).

Für andere empfohlene Medikamente wie Azetylsalizylsäure, Hydroxy-
chloroquin (14) und Xantinol-Nicotinat (1) sind bis heute keine be-
weisenden Unterlagen erhältlich, die deren Anwendung in der Chirurgie
rechtfertigen würden.

Die mit den drei Medikamenten Kumarin, Heparin und Dextran erzielten
Resultate sollen im folgenden zusammenfassend dargestellt werden. Dabei analysieren wir nur diejenigen Studien, in welchen der Wert des
Prophylaktikums unter den nachstehend aufgeführten Bedingungen untersucht wurde:

1. Es müssen objektive diagnostische Methoden wie Radiojod-Fibrinogen-
   test, Phlebographie oder Autopsie angewendet werden.
2. Die Studie muß kontrolliert sein.
3. Sie muß prospektiv angelegt sein.
4. Sie soll randomisiert sein.
5. Die Patientengruppen sollen während des gleichen Zeitraumes untersucht worden sein.
6. Die drei Populationen müssen in jeder Hinsicht, außer in der Art
   der Prophylaxe, identisch sein.
7. Eine statistische Auswertung soll möglich sein.

a) Kumarinderivate
14 Publikationen über den Wert von Kumarinderivaten erfüllen die oben

genannten Bedingungen. Das Auffallendste dabei ist die Tatsache, daß es bis heute nur eine, vor einem Jahr erschienene, Untersuchung bei Patienten mit allgemeinchirurgischen Eingriffen gibt. Von diesen 14 Publikationen betreffen 11 Arbeiten Patienten mit chirurgischen Eingriffen an der Hüfte, wobei es sich in der Mehrzahl der Fälle um Schenkelhals- oder pertrochantere Frakturen handelt. Zwei Studien betreffen Patientinnen mit großen gynäkologischen Eingriffen. Nur in 6 der 14 Studien wird die Kumarinprophylaxe mit einem Kontrollkollektiv ohne Prophylaxe simultan verglichen, 7mal mit Vergleichsgruppen, die Dextran 70 erhalten; einmal wird mit sog. "kleinen" Heparindosen verglichen.

Folgende Schlußfolgerungen scheinen uns möglich: Bei Patienten mit Operationen an der Hüfte tritt im Durchschnitt ohne Thromboembolieprophylaxe in 56 % der Fälle eine TVT auf. Verabreichung von Kumarinderivaten senkt die Thrombosehäufigkeit auf 21 %. Kumarin- und Dextranprophylaxe senken die TEK in gleichem Ausmaß. Wird im gynäkologischen Krankengut präoperativ mit Kumarinen antikoaguliert, ist die Häufigkeit von TVT gleich groß wie bei Dextran 70-Prophylaxe. Postoperativ einsetzende Antikoagulation ist signifikant schlechter als die Behandlung mit Dextran 70. In der allgemeinen Chirurgie zeigt die Statistik eine sehr wahrscheinliche Überlegenheit von "kleinen" Heparindosen gegenüber Kumarinen (14).

b) Kleine Heparindosen

Die subkutane Verabreichung sog. kleiner Heparindosen ist die neueste Form der Thromboembolieprophylaxe. Wir überblicken 13 Arbeiten, die unsere eingangs erwähnten Kriterien erfüllen. Nur vier Studien betreffen orthopädisch-traumatologisches Krankengut. Aus bisher völlig unerklärlichen Gründen widersprechen sich die Resultate diametral. Während einzelne Autoren einen hochsignifikanten Effekt kleiner Heparindosen nachweisen, fand z. B. HAMPSON überhaupt keine Wirkung (9), obschon er mit täglich 15.000 IE (3 x 5.000) arbeitete. Zwei Autoren haben ihre Studie wegen der vielen Heparinkomplikationen gar abgebrochen. Aufgrund der bis heute vorliegenden kleinen Zahlen kann nicht entschieden werden, ob die Heparinprophylaxe auf dem Gebiet der Orthopädie-Traumatologie wirksam und ohne zu große Komplikationsrate ist. Es besteht hingegen kein Zweifel darüber, daß die sog. Miniheparinprophylaxe in der allgemeinen Chirurgie hochwirksam ist zur Verhütung von TVT. Eine persönliche Mitteilung von KAKKAR besagt, daß auch die Anzahl tödlicher Lungenembolien, verglichen mit dem Kontrollkollektiv, gesenkt werden kann. Schlüssige publizierte Zahlen zu diesem komplexen Problem liegen aber bis jetzt nicht vor. Zwei Arbeiten befassen sich mit gynäkologischem Krankengut; in beiden Studien zeigt sich eine Wirksamkeit, doch ist die Gesamtzahl der untersuchten Patientinnen außerordentlich klein. Nur eine Studie umfaßt eindeutig urologisches Krankengut. In mehreren Untersuchungen wurden allerdings urologische Patienten eingeschlossen. Eindeutige Schlußfolgerungen sind auf diesem Gebiet bis jetzt nicht möglich. Es scheint uns auch wichtig festzuhalten, daß bis heute nur in zwei Heparinarbeiten phlebographische Kontrollen durchgeführt wurden, in allen anderen wurde der Fibrinogentest verwendet.

c) Dextran

Das Konzept der Verhütung von TEK mittels Dextranen ist seit gut 10 Jahren bekannt. Seit der Einführung der limitierten Hämodilution in der Klinik durch die Arbeitsgruppe MESSMER in München, worüber in diesem Band an anderer Stelle berichtet wird, hat dieses Verfahren stark an Anhängern zugenommen. 20 Studien erfüllen unsere Bedingungen (Tabelle 2), 11 Arbeiten betreffen orthopädisch-traumatologisches Krankengut (Tabelle 3). Es besteht kein Zweifel darüber, daß Dextran 70

Tabelle 2. Übersicht der prospektiven, randomisierten Studien über den Wert von Dextran 70 zur Prophylaxe tiefer Venenthrombosen. Aufgeführt sind nur solche Arbeiten, wo die Diagnose "TVT" in jedem Fall mittels Fibrinogentest oder Phlebographie gestellt wurde (5)

Autor	Publikationsjahr	diagnostische Methode	Krankengut
Ahlberg	1968	Phlebographie	orthopädisch-traumatologisch
Ahlberg	1969	Phlebographie	orthopädisch-traumatologisch
Becker	1973	Phlebographie und Fibrinogentest	allgemeinchirurgisch
Bergqvist	1972	Phlebographie	orthopädisch-traumatologisch
Bergqvist	1973	Fibrinogentest	orthopädisch-traumatologisch
Bonnar	1972	Phlebographie und Fibrinogentest	gynäkologisch
Bronge	1971	Phlebographie	orthopädisch-traumatologisch
Carter	1973	Fibrinogentest	allgemeinchirurgisch
Daniel	1972	Fibrinogentest	orthopädisch-traumatologisch
Davidson	1972	Fibrinogentest	gynäkologisch
Harper	1973	Phlebographie	Beinamputierte
Hedlund	1974	Fibrinogentest	urologisch
Johnson	1968	Phlebographie	orthopädisch-traumatologisch
Kline	1974	Fibrinogentest und Phlebographie	allgemeinchirurgisch
Korvald	1973	Phlebographie	orthopädisch-traumatologisch
Lambie	1970	Fibrinogentest	gynäkologisch
Myhre	1969	Phlebographie	orthopädisch-traumatologisch
Myrvold	1973	Phlebographie	orthopädisch-traumatologisch
Ruckley	1974	Fibrinogentest	allgemeinchirurgisch/ gynäkologisch
Stephenson	1973	Fibrinogentest	allgemeinchirurgisch

wirksam ist zur Reduktion von TVT in dieser Patientenkategorie. Über die vier Arbeiten, die sich mit gynäkologischen Operationen befassen, sind keine endgültigen Schlußfolgerungen möglich; die Resultate sind in Tabelle 4 zusammengefaßt. Die Resultate in der allgemeinen Chirurgie (Tabelle 5) sind schwer zu interpretieren. Die TVT-Häufigkeit in den Studien von CARTER und KLINE ist in der Kontrollgruppe so niedrig wie bei anderen Autoren mit bester Behandlung. Es ist deshalb unwahrscheinlich, daß hier eine Wirksamkeit von Dextran 70 nachgewiesen werden kann. STEPHENSON hat Dextran 70 erst postoperativ verabreicht, womit das negative Resultat erklärt ist. BECKER findet keinen signifikanten Effekt von Dextran 70, wenn lediglich die Resultate des Fibrinogentestes berücksichtigt werden. Beurteilt man hingegen die drei Wochen später durchgeführten Phlebographien, so zeigt sich, daß 1/3 der Thromben, die in der Dextrangruppe vorhanden waren, nicht mehr nachgewiesen werden kann. Dieser Unterschied war besonders bei Frauen ausgeprägt, wo die TVT-Häufigkeit in der Dextrangruppe von 20,8 auf 9,5 % absank (s. Tabelle 6).

Tabelle 3. Übersicht der Studien über die Wirksamkeit von Dextran 70 zur Prophylaxe tiefer Venenthrombosen in der Orthopädie-Traumatologie (5)

Autor	Publ. Jahr	Anzahl Patienten				Patienten mit TVT in %				Signifikanz
		Kontrollen	Dextran 70	Kumarin	Heparin	Kontrollen	Dextran 70	Kumarin	Heparin	
Ahlberg	1968	45	39			35,5	12,8			$p < 0,05$
Ahlberg	1969	95	70			42,1	18,5			$p < 0,05$
Bergqvist	1972		75	63			33,3	30,2		keine
Bergqvist	1973		43	32			44,2	50		keine[1]
Bronge	1971		74	61			36,5	34,4		$p = 0,3$
Daniel	1972	31	35			61,3	60[2]			keine
Harper	1973	15	12			66,6	0[3]			ja
Johnson	1968	25	27			52,0	4,0			$p < 0,05$
Korvald	1973		43		39[4]		34,9		10,2[4]	$0,01 < p < 0,05$
Myhre	1969	55	55	50		40	20	18		$0,025 > p > 0,005$
Myrvold	1973		55		39		36		41	keine

[1] In der Dextrangruppe waren nur halb so viele Patienten mit größeren Thromben. In der Kumaringruppe waren signifikant mehr Patienten mit beidseitigen Thrombosen.

[2] Aus dem Abstrakt geht nicht hervor, zu welchem Zeitpunkt nach dem Unfall die Patienten operiert wurden (Schenkelhalsfrakturen). Dies könnte das negative Resultat erklären, da Dextran erst während der Operation verabreicht wurde.

[3] Beinamputation.

[4] Kombinierte Verabreichung von Kumarin und Dextran.

Tabelle 4. Übersicht der Studien über die Wirksamkeit von Dextran 70 zur Prophylaxe tiefer Venenthrombosen in der Gynäkologie (5)

Autor	Publ. Jahr	Anzahl Patienten				Patienten mit TVT in %				Signifikanz
		Kontrollen	Dextran 70	Kumarin	Heparin	Kontrollen	Dextran 70	Kumarin	Heparin	
Bonnar	1972	140	120			10,7	0,8			p < 0,01
Davidson	1972		30	30			10	13		keine
Lambie	1970		40	40			10	30		p < 0,01
Ruckley	1974	29	27		26	14	22		0	

Tabelle 5. Übersicht der Studien über die Wirksamkeit von Dextran 70 zur Prophylaxe tiefer Venenthrombosen in der allgemeinen Chirurgie (5)

Autor	Publ. Jahr	Anzahl Patienten			Patienten mit TVT in %			Signifikanz
		Kontrollen	Dextran 70	Heparin	Kontrollen	Dextran 70	Heparin	
Becker	1973	35	42		31,4	30,9[1]		keine
Carter	1973	101	106		9,9	0,9		p = 0,02
Kline	1974	~415	~415		11,1	6,3[2]		?
Ruckley	1974	81	85	79	43	25	15	
Stephenson[3]	1973	46	34		35	29		keine

1 Die hier wiedergegebenen Zahlen basieren auf dem Fibrinogentest. Drei Wochen später wurden die Patienten phlebographiert, wobei 1/3 der Thromben in der Dextrangruppe verschwunden war. Der Unterschied zur Kontrollgruppe war besonders bei Frauen ausgeprägt, wo die Thrombosefrequenz auf 9,5 % abfiel.

2 Das wichtigste Resultat dieser Studie ist die Tatsache, daß in der Kontrollgruppe 5 tödliche Lungenembolien auftraten, aber keine in der Dextrangruppe.

3 Dextran 70 wurde erst postoperativ verabreicht, was das negative Resultat erklären könnte.

Tabelle 6. Thrombosefrequenz bei Patienten unter Heparin- oder Dextranprophylaxe, Geschlechtsunterschiede (allgemeinchirurgisches und urologisches Krankengut) (5)

Patienten mit TVT in %

Autor	Publ. Jahr	Männer			Frauen		
		Kontrollen	Dextran	Heparin	Kontrollen	Dextran	Heparin
Becker	1973	50,0	44,4 (41,1)		21,7	20,8 (9,5)	
Gruber[1]	1974	32,4	26,9	5,9	39,6	17,5	18,4

Die Zahlen in Klammern bei der BECKER-Studie beziehen sich auf die durch Phlebographie erzielten Resultate, während wir alle anderen mittels Fibrinogentest erhielten.

Statistische Analyse der eigenen Resultate[1] (Chi square test)

Frauen: Kontrollen – Heparin p < 0,025
   Kontrollen – Dextran p < 0,01

Männer: Kontrollen – Heparin p < 0,01
   Kontrollen – Dextran nicht signifikant

Vergleicht man die mit Heparin und Dextran behandelten Patienten beider Geschlechter, so sind die Unterschiede nicht signifikant!

Wir selbst haben in unserer Studie mit Dextran 40 phlebographische
Kontrollen durchgeführt (6). Dabei haben wir unmittelbar nach Diagno-
sestellung einer TVT mittels Fibrinogentest ein erstes Phlebogramm an-
gefertigt und 14 Tage später ein zweites. Die Anzahl Patienten mit
dieser aufwendigen Untersuchung ist aber noch zu klein, um endgültige
Schlußfolgerungen ziehen zu können. Auch wir finden aber eine ausge-
sprochene Abhängigkeit der Dextranwirksamkeit vom Geschlecht (s. Tabelle 6). Dextran scheint in der Tat vor allem bei Frauen besonders
wirksam zu sein. Die Ursachen dafür sind nicht bekannt. Es ist möglich, daß die leichtere Auflösbarkeit von Thromben, die in der Gegenwart von Dextran entstehen, einen Grund für deren Verschwinden darstellt. Offenbar wird die körpereigene Fibrinolyse mit solchen Dex-
tranthromben leichter fertig (vgl. Abb. 1 und 2).

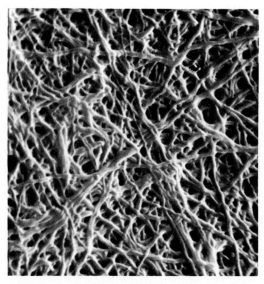

Abb. 1. Rasterelektronenmikroskopisches Bild des Fibringerüstes eines
"normalen" Thrombus

Es ist deshalb von besonderem Interesse, daß die besten Resultate mit
Dextran von solchen Autoren beschrieben werden, die als diagnostisches
Kriterium Phlebographien verwenden. So haben alle Autoren, die in Tabelle 3 angeführt sind, mit Ausnahme von zwei, in ihrem orthopädisch-
traumatologischen Krankengut Phlebogramme hergestellt. Die beiden,
welche die höchste Thrombosehäufigkeit beschreiben, sind diejenigen,
die den Fibrinogentest einsetzten. Im gynäkologischen Krankengut verwendete nur BONNAR Phlebographien und teilt ein ausgezeichnetes Resultat mit, während die anderen Autoren den Fibrinogentest gebrauch-
ten. Über die einzige Studie, welche in urologischem Krankengut Kontrollen, Dextran 70 und Heparin vergleicht (Tabelle 7), ist ein end-
gültiges Urteil nicht möglich (12).

Der antithrombotische Effekt von Dextran beruht hauptsächlich auf den
drei folgenden Punkten:

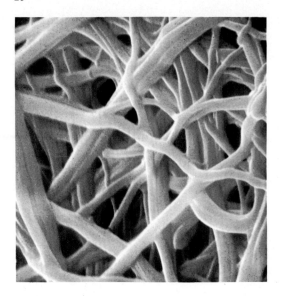

Abb. 2. Bild des Fibringerüstes eines Thrombus, der in Gegenwart von
Dextran entstanden ist, bei gleicher (!) Vergrößerung wie in Abb. 1.
Die Fibrinfäden, die unter Dextraneinfluß entstehen, sind dicker, das
Netzwerk ist grobmaschiger. Dadurch wird die mechanische Stabilität
des Thrombus herabgesetzt, die körpereigene Fibrinolyse ist wirksamer.
Wahrscheinlich deshalb verschwinden die kleinen Thromben leicht und
rasch, die trotz Dextraninfusion entstanden sind. Möglicherweise ist
dies ein Grund, weshalb Dextran so wirksam ist zur Verminderung der
Anzahl tödlicher Lungenembolien

1. Dextran setzt die Plättchenaktivität herab.
2. Es wird die Fibrinstruktur und damit die mechanischen Eigenschaften
   des Fibrins geändert, wodurch eine Fibrinolyse leichter stattfinden
   kann.
3. Dextran verbessert die Strömungseigenschaften des Blutes und erhöht
   das Stromzeitvolumen.

Auch Dextran 40 hat antithrombotische Eigenschaften. Die Resultate der
beiden verwertbaren Studien sind in Tabelle 8 wiedergegeben. Die Zahlen von EVARTS wurden mittels Phlebographie erzielt, in unserer eigenen Studie haben wir den Fibrinogentest angewendet (7, 8).

Die Erkenntnis, daß Thromben durch das körpereigene fibrinolytische
System in der Gegenwart von Dextran schneller und besser aufgelöst
werden, kann als Erklärung für die beobachtete Reduktion der Zahl
tödlicher Lungenembolien dienen. Die 9 Studien sind in Tabelle 9 zusammengefaßt.

Tabelle 7. Übersicht der Studien über die Wirksamkeit von Dextran 70 zur Prophylaxe tiefer Venenthrombosen in der Urologie (5)

Autor	Publ. jahr	Anzahl Patienten			Patienten mit TVT in %			
		Kontrollen	Dextran 70	Heparin	Kontrollen	Dextran 70	Heparin	Signifikanz
Hedlund	1974	40	37	38	45	27	37	K-D p = 0,08 K-H p = 0,23

Tabelle 8. Dextran 40 und Thrombosefrequenz in der Orthopädie-Traumatologie oder in der allgemeinen Chirurgie und Urologie (GRUBER, eigene Resultate) (5)

Autor	Publ. jahr	Anzahl Patienten			Patienten mit TVT in %			
		Kontrollen	Dextran 40	Heparin	Kontrollen	Dextran 40	Heparin	Signifikanz
Evarts	1971	36	31		55,6	6,4		p < 0,001
Gruber	1974	95	83	83	35,8	20,5	13,2	P < 0,05 p < 0,001

Tabelle 9. Übersicht der kontrollierten Studien über die Wirksamkeit
von Dextran 70 zur Verhütung von postoperativen, autoptisch bestätig-
ten tödlichen Lungenembolien (TLE) (5)

		Anzahl Patienten			
		Kontrollen		Dextran	
Autor	Publ. Jahr	Total	TLE	Total	TLE
Ahlberg	1968	47	2	39	0
Ahlberg	1969	52	2	32	1
Atik	1970	77	5	49	1
Hartshorn	1969	104	2	99	0
Huttunen	1971	100	4	100	1
Jansen	1972	301	4	304	1
Koekenberg	1962	105	1	94	0
Myhre	1969	55	2	55	0
Stadil	1970	397	5	424	1
		1.238	27	1.196	5

Die Wirkung von Dextran 70 ist statistisch hochsignifikant (p < 0,001).

Eigene Untersuchungen

Seit etwa 2 1/2 Jahren beteiligen wir uns an KAKKARs Multizentrum-
Studie zwecks Testung der Wirksamkeit kleiner Heparindosen zur Verhü-
tung tödlicher Lungenembolien. Wir haben zusätzlich eine Gruppe von
Patienten untersucht, die Dextran 40 erhielten (3).

Protokoll
In die Studie aufgenommen werden Patienten der allgemeinen Chirurgie
und Urologie, die über 40 Jahre alt sind, sich einem elektiven Eingriff in Allgemeinnarkose von mindestens 30 min Dauer unterziehen und
die mindestens 7 Tage postoperativ im Spital verfolgt werden können.
Die Patienten werden randomisiert in eine der folgenden drei Gruppen
eingeteilt:

Gruppe 1: Kontrollen, keine spezifische Thromboembolieprophylaxe.
Gruppe 2: Heparin s.c. (Calciparin[R]), 5.000 IE 2 h präoperativ und
anschließend 5.000 IE in 8stündlichem Abstand während mindestens 7 Tagen, bis der Patient nicht mehr bettlägrig ist.
Gruppe 3: 500 ml Dextran 40 (Rheomacrodex[R]) i.v., Beginn mit Einleitung der Narkose, 500 ml am Schluß der Operation sowie am
1. und 2. postoperativen Tag. Anschließend 500 ml 2 x wö-
chentlich, sofern der Patient bettlägrig bleibt.

Am Tag vor der Operation erhalten alle Patienten ca. 100 uc [125]J-Fi-
brinogen i.v. (Abb. 3). Mindestens 4 h vorher werden per os zur Schild-
drüsenblockierung 3 ml 5 % KJ-Lösung verabreicht. Die gleiche Dosis
wird täglich jeweils vor der Messung bis zum Ende des Spitalaufenthaltes gegeben. Patienten, die nichts per os nehmen können, erhalten
täglich 100 mg Natrium iodatum i.v. (Abb. 4).

Die Diagnose einer TVT erfolgt durch Messen der [125]J-Fibrinogenakti-
vität über beiden Beinen an je 12 Punkten (Abb. 5). Die Aktivität wird
in Prozent der über dem Herzen gemessenen Aktivität mit dem "Isotope
Localisation Monitor 235" von Pitman Ltd. (Abb. 6) nach der Methode

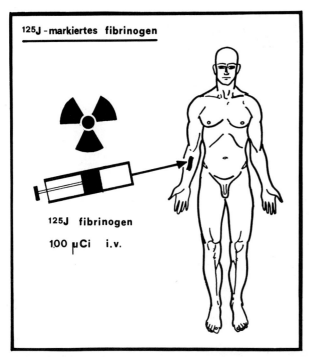

125J -markiertes fibrinogen

125J fibrinogen

1,00 μCi i.v.

Abb. 3. Eine Stunde vor der ersten Messung wird das Radiofibrinogen injiziert

von KAKKAR angegeben. Eine detaillierte Beschreibung unserer Modifikation des Tests findet sich bei JUNG (8). Wird ein Aktivitätsunterschied von mehr als 20 % zwischen zwei aufeinanderfolgenden Punkten des gleichen Beines festgestellt und bleibt diese Differenz während den folgenden 24 h bestehen, wird dies als eine sich entwickelnde TVT betrachtet (Abb. 7).

Bei allen im Verlauf des Spitalaufenthaltes Verstorbenen wird eine Autopsie und die Sektion der tiefen Wadenvenen durchgeführt. Die Resultate unserer Untersuchungen bis Herbst 1974 sind aus Tabelle 8 ersichtlich. Über das komplexe Problem der Lungenembolien berichten wir an anderer Stelle ausführlich (11). In der Heparingruppe wurden fünf Blutungskomplikationen beobachtet. Detaillierte Gerinnungsstudien ergaben, daß 29 % aller Antithrombinzeitbestimmungen in der Heparingruppe eine eindeutige Verlängerung aufweisen. Abweichungen der Gerinnungsparameter wurden weder in der Kontroll- noch in der Dextrangruppe gemessen.

In einer weiteren kontrollierten Studie konnten wir kürzlich zeigen, daß die TVT-Frequenz bei transurethraler Prostataresektion mit und ohne Dextranprophylaxe ca. 5 % beträgt (2, 15). Da tödliche Lungenembolien aber auch in dieser Patientengruppe, wenn auch selten, vorkommen, scheint eine Dextranprophylaxe angezeigt. Diese Maßnahme rechtfertigt sich um so mehr, als bei den von uns untersuchten 100 Patienten keine vermehrte Blutungstendenz registriert wurde, ein Problem, das alle Urologen verständlicherweise immer wieder beunruhigt.

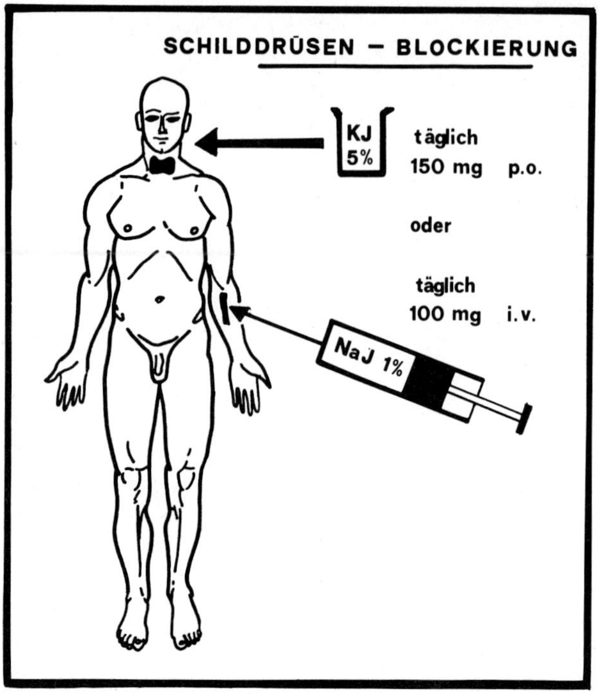

Abb. 4. Am Tag vor der Operation erhält der Patient mindestens 4 h vor der Fibrinogeninjektion 3 ml einer 5 % KJ-Lösung oral. Ist dies nicht möglich, spritzen wir 1 h vor Verabreichung des Radiofibrinogens 100 mg NaJ intravenös

Diskussion

Es besteht heute kein Zweifel mehr darüber, daß die ausgedehnte Gewebezerstörung und die dadurch hervorgerufene Freisetzung von Thrombokinase einen der wichtigsten Faktoren in der Pathogenese postoperativer TVT darstellt. Andere Faktoren, wie Immobilisierung und dadurch verminderter venöser Rückfluß, sind ebenfalls wichtig. Diese Erkenntnis zeigt, daß frühzeitiges Einsetzen einer Thromboembolieprophylaxe nötig ist. Eine solche Prophylaxe muß bei Elektiveingriffen bereits intraoperativ wirksam sein. Bei Traumapatienten sollte die Prophylaxe so rasch wie möglich nach der Einweisung einsetzen.

Die außerordentlich vielen Kontraindikationen gegen die Antikoagulantien sind neben der Gefahr der Blutung wohl der wichtigste Grund, warum eine generalisierte Thromboembolieprophylaxe mit Kumarinen in der allgemeinen Chirurgie nur schwer durchführbar ist. Zieht man zudem die Interferenz von Kumarinen mit anderen Medikamenten in Betracht, muß man sich fragen, bei welchen Patienten eine solche Prophylaxe ohne allzu großes Risiko und enormen Aufwand durchführbar ist. Es sei hier lediglich daran erinnert, daß die Blutungsgefahr durch gleichzeitige Gabe von Butazolidinderivaten, Breitbandantibiotika, Sulfonamiden, Salizylaten u. a. erhöht wird, während Barbiturat-, Glukokortikoid-, Digitalis- und Diuretikaverabreichung eine Steigerung der Kumarindosis erforderlich machen können. Es ist eindeutig, daß die Blutungskomplikationen steigen, je früher mit der Kumarinprophylaxe begonnen wird (14).

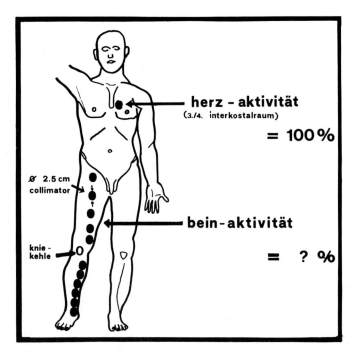

Abb. 5. Darstellung der 12 Meßpunkte an einem Bein zur Durchführung des Fibrinogentestes. Die Radioaktivität über den einzelnen Meßpunkten wird in Prozent der im 4. Interkostalraum über dem Herzen gemessenen, als 100 % angenommenen Aktivität ausgedrückt

Abschließend stellen wir fest, daß, abgesehen von hüftchirurgischen Eingriffen, die Wirksamkeit einer Thromboembolieprophylaxe mittels Kumarinderivaten in den chirurgischen Disziplinen mit objektiven Daten erstaunlich wenig dokumentiert ist. Berücksichtigt man ferner die Kompliziertheit der Antikoagulantienprophylaxe (initial tägliche Laborkontrollen und Interferenz mit anderen Medikamenten), die relativ hohe Komplikationsrate und die vielen Kontraindikationen, so scheint es sinnvoll, neue Wege zu suchen, um die für alle operierten Patienten gefährlichen TEK auf ein Minimum zu reduzieren.

Offensichtlich müssen noch größere Patientenkollektive untersucht werden, bevor die Minidosis-Heparin-Prophylaxe für orthopädisch-traumatologische, gynäkologische und urologische Patienten empfohlen werden kann. Diese Prophylaxeform ist jedoch in der allgemeinen Chirurgie voll dokumentiert. Schlußfolgerungen, die die ideale Dosierung betreffen, sind zur Zeit nicht möglich. 3 x 5.000 IE scheinen wirksamer zu sein als 2 x 5.000 IE und sind offenbar nötig, um die Häufigkeit tödlicher Lungenembolien zu reduzieren. Damit steigt aber selbstverständlich das Blutungsrisiko. Auch hier sind die Angaben widersprüchlich. Während verschiedene Autoren überhaupt keine Blutungskomplikationen sehen, berichten andere über kleinere und/oder auch größere Blutungen. In unserem eigenen Material haben drei von vier Patienten, bei denen das Heparin abgesetzt werden mußte, eine TVT entwickelt. Unsere eigenen Erfahrungen zeigen einen zunehmenden Widerstand bei Patienten, Krankenschwestern und Operateuren gegen die Heparinprophylaxe. Die Patienten beklagten sich über die 8stündlichen Injektionen, die Schwestern schätzten die zusätzliche Arbeit nicht, und die Chirurgen fürchten

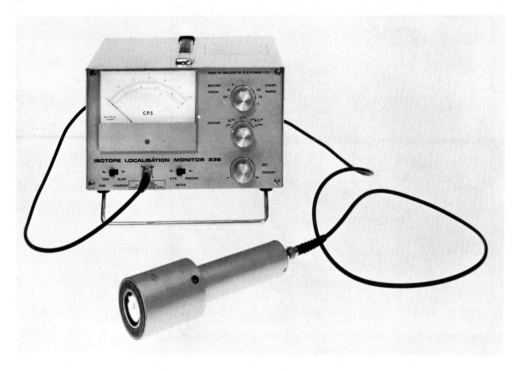

Abb. 6. Der tragbare, batteriegespeiste "isotope localisation monitor 235" von D. A. Pitman Ltd.. Vorne der Meßkopf mit einem Natriumjodid-kristall

sich vor Blutungskomplikationen. Diese praktischen Gesichtspunkte scheinen uns von großer Wichtigkeit und sicher auch ein wichtiger Grund dafür zu sein, weshalb wir bei uns die Routine-Thromboembolie-prophylaxe mit Dextran 70 nach folgendem Schema durchführen: 500 ml werden unmittelbar nach Einleitung der Narkose während der Operation i.v. verabreicht, weitere 500 ml am ersten postoperativen Tag mit etwa 3 - 4 h Infusionszeit. Der wichtigste Nachteil sind die wohl extrem selten auftauchenden anaphylaktoiden Reaktionen. Sämtliches Personal muß darüber informiert sein. Bei Auftreten von Blutdruckabfall oder anderen Zeichen, die auf eine anaphylaktoide Reaktion hindeuten (Brechreiz, Oppressionsgefühl, urtikarielle Erscheinungen), ist die Infusion sofort abzusetzen und durch Plasma zu ersetzen. Damit läßt sich die große Mehrzahl solcher Reaktionen sofort beheben; in extrem seltenen Situationen muß man i.v. Adrenalin und Steroide verabreichen. Die Tatsache, daß Dextran antithrombotische Eigenschaften besitzt, läßt manche immer noch glauben, daß damit ein erhöhtes Blutungsrisiko auftrete. Es ist selbstverständlich, daß eine gute Mikrozirkulation zu vermehrten Kapillarblutungen führt. Diese stellen aber nie ein Problem dar, außer in einigen speziellen Situationen wie Leberresektionen und vielleicht in der Neurochirurgie. Es steht fest, daß die heute erhältlichen Dextranpräparate in Dosen bis zu 1,5 g/kg Körpergewicht keine meßbaren Veränderungen im Gerinnungssystem hervorrufen.

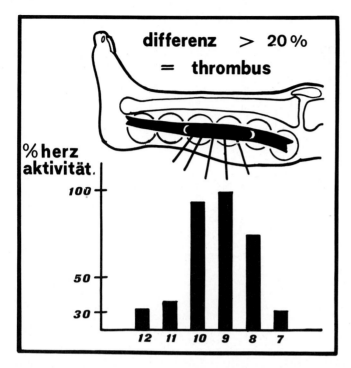

Abb. 7. Tritt über einem oder mehreren Meßpunkten ein erhöhter "Up-
take" von 20 % oder mehr gegenüber den benachbarten Punkten des gleichen Beines auf, so wird dies als positiver Befund im Sinne eines
sich bildenden Thrombus gewertet. Diese Erhöhung muß 24 h später wei-
terbestehen oder noch größer geworden sein. Auf der Abszisse sind die
6 distalen Meßpunkte aufgetragen

Zusammenfassung

1. Prospektive, randomisierte Studien über die Häufigkeit von TVT und
   Lungenembolien bei postoperativen Patienten, die Kumarin, kleine
   s. c. Heparindosen oder i.v. Dextran 70 oder 40 als Thromboembolieprophylaxe erhalten haben, werden analysiert. Es sind nur solche
   Studien berücksichtigt, wo die Diagnose mittels objektiver Methoden, wie Fibrinogentest, Phlebographie oder Autopsie, festgestellt
   wurde.

2. Mindestens jeder zweite Patient, der an der Hüfte operiert wird,
   entwickelt eine TVT. Kumarin- (10 Studien) und Dextran 70-Prophy-
   laxe (11 Studien) vermindern die Häufigkeit postoperativer TEK eindeutig. Über die Wirkung von s. c. Heparin sind in dieser Patientenkategorie noch keine Schlußfolgerungen möglich.

3. Patientinnen, die bei gynäkologischen Eingriffen präoperativ Kumarinprophylaxe erhalten, zeigen eine gleich große TVT-Häufigkeit
   wie solche, die intra- und postoperativ Dextran 70 bekommen. Postoperative Kumarinprophylaxe (eine Arbeit) ist signifikant schlechter als Dextran 70-Verabreichung. Eine weitere Arbeit mit Dextran
   70 zeigt eine signifikante Verminderung der TVT-Häufigkeit, eine
   andere mit kleinem Krankengut konnte keine Wirksamkeit nachweisen.

Die Anzahl Patienten, welche s. c. Heparinprophylaxe erhielten, ist zu klein, um Schlußfolgerungen ziehen zu können.

4. In der allgemeinen Chirurgie sind kleine Heparindosen (9 Studien) statistisch signifikant wirksam. Die Resultate von fünf Studien mit Dextran 70 sind nicht schlüssig. Nur eine einzige Arbeit mit einem Kumarinderivat zeigt, daß diese Prophylaxeform derjenigen mit kleinen Heparindosen unterlegen ist.

5. Sowohl für Dextran 70 als auch für Heparin sind Schlußfolgerungen, die die Wirksamkeit in der Urologie betreffen, nicht möglich. Für Kumarinderivate finden sich überhaupt keine Studien.

6. In der allgemeinen Chirurgie sowie in der Orthopädie-Traumatologie sind sowohl Dextran 70 wie Kumarin wirksam zur Senkung der Häufigkeit von tödlichen postoperativen Lungenembolien. Aufgrund einer mündlichen Mitteilung sind auch kleine Heparindosen wirksam.

7. Zwei Studien beweisen die Wirksamkeit von Dextran 40 zur Verminderung der TVT-Frequenz in der Orthopädie, allgemeinen Chirurgie und Urologie.

8. Dextranprophylaxe ist wahrscheinlich wirksamer bei Frauen als bei Männern. Aufgrund unserer eigenen Untersuchungen ist die Situation für Heparin umgekehrt. Es scheint, daß Thromben, die in der Gegenwart von Dextran gebildet werden, durch das körpereigene fibrinolytische System schneller aufgelöst werden. Dies mag die Wirksamkeit dieser Prophylaxeform zur Senkung der tödlichen Lungenembolien erklären sowie die Unterschiede in den Ergebnissen, je nachdem, ob phlebographische Kontrollen oder Fibrinogenteste durchgeführt werden.

9. In unserer eigenen kontrollierten, prospektiven, randomisierten Studie, in welcher die Wirksamkeit von 3 x 5.000 IE s. c. Heparin und i.v. Dextran 40 verglichen werden, entwickeln 35,8 % der Patienten in der Kontrollgruppe eine TVT, 13,2 % in der Heparingruppe und 20,5 % in der Dextrangruppe. Die Wirksamkeit von Heparin und Dextran ist statistisch signifikant gesichert.

Literatur

1. ALTORFER, R., DUCKERT, F., FRIDRICH, R., GRUBER, U. F.: Postoperative Thromboseprophylaxe in der Chirurgie. Die Wirksamkeit von Xantinol-Nicotinat, beurteilt anhand des ^{125}J-Fibrinogentests. (Zur Publikation vorgelegt).

2. FREY, C., v. HOSPENTHAL, J., RUTISHAUSER, G., GRUBER, U. F.: Incidence of postoperative deep vein thrombosis after transurethral surgery. Abstract 10th Congr. Europ. Soc. Exp. Surg., Paris, April 1975.

3. GRUBER, U. F., REM, J., ALTORFER, R., SCHAUB, N., FREDE, K. E., FRIDRICH, R., DUCKERT, F.: Efficacy of dextran 40 or heparin in prevention of deep vein thrombosis after major surgery. Europ. Surg. Res. 5, Suppl. 2, 15 (1973).

4. GRUBER, U. F., STURM, V., REM, J., SCHAUB, N., RITTMANN, W. W.: The present state of prevention of postoperative thromboembolic complications. In: Intentional Hemodilution (eds. K. MESSMER, H. SCHMID-SCHÖNBEIN). Bibl. haematol. 41, 98 (1975).

5. GRUBER, U. F.: Physiologic basis for the use of dextran and the prevention of postoperative thromboembolic complications. Surg. Clin. N. Amer. <u>55</u>, June 1975 (im Druck).

6. HONGLER, Th., JUNG, W., HUTTER, O., STEINMANN, E., SCHMITT, H., GRUBER, U. F.: Repeated phlebographies for follow-up of deep vein thrombi. Paper accepted for the Vth Congr. Internat. Soc. Thromb. and Hemostasis, Paris, July 1975.

7. HUTTER, O., GRUBER, U. F.: Dextran 40 zur Prophylaxe tiefer Venenthrombosen in der Chirurgie. (In Vorbereitung).

8. JUNG, W., FRIDRICH, R., DUCKERT, F., GRUBER, U. F.: Der Radiofibrinogentest zur Diagnose frischer tiefer Venenthrombosen. Schweiz. med. Wschr. <u>105</u>, 391 (1975).

9. REM, J., DUCKERT, F., FRIDRICH, R., GRUBER, U. F.: Subcutane kleine Heparindosen zur Thromboseprophylaxe in der Allgemeinen Chirurgie und Urologie. Schweiz. med. Wschr. <u>105</u>, 1975 (im Druck).

10. SCHAUB, N., DUCKERT, F., FRIDRICH, R., GRUBER, U. F.: Häufigkeit postoperativer tiefer Venenthrombosen bei Patienten der Allgemeinen Chirurgie und Urologie. Eine Untersuchung mit dem ^{125}J-Fibrinogentest bei 95 Patienten ohne medikamentöse Prophylaxe. Arch. klin. Chir. (im Druck).

11. SCHNEIDER, B., GRUBER, U. F.: Lungenembolien nach elektiven chirurgischen Eingriffen. (In Vorbereitung).

12. STEINMANN, E., GRUBER, U. F.: Dextran 70 zur Thromboembolieprophylaxe in der Chirurgie, Urologie und Gynäkologie. (In Vorbereitung).

13. STRAUB, P. W.: Editorial. Der Radiofibrinogen-Thrombosetest. Schweiz. med. Wschr. <u>105</u>, 389 (1975).

14. STURM, V., GRUBER, U. F.: Wert der Kumarinderivate zur Thromboembolieprophylaxe in der Chirurgie, Orthopädie und Gynäkologie. Schweiz. med. Wschr. <u>104</u>, 1507 (1974).

15. v. HOSPENTHAL, J., GRUBER, U. F.: Die Wirkung von Dextran 70 zur Prophylaxe tiefer Venenthrombosen in der Urologie. (In Vorbereitung).

Pathomechanismen der unerwünschten Reaktionen bei Gabe von Plasmaersatzmitteln

Von W. Raab

1. Vorbemerkungen

Die wichtigsten unerwünschten Reaktionen bei Gabe von Plasmaersatz-
stoffen lassen sich in fünf große Gruppen einteilen:
- akute Schockreaktionen und Schockfragmente,
- Veränderungen der Blutgerinnung,
- Nierenschäden,
- Herz- und Kreislaufschäden sowie
- Hemmung der Eiweißsynthese.

In den letzten Jahren wird über eine zunehmende Häufigkeit - und vielleicht auch Schwere - der unerwünschten Reaktionen aus der erstgenannten Gruppe berichtet. Vereinzelt kam es sogar zu einem tödlichen Ausgang nach Schockreaktionen bei Gabe von Plasmaersatzstoffen.

Dieser Beitrag beschäftigt sich mit den verschiedenen Pathomechanismen, die nach Gabe von Plasmaersatzstoffen zu akuten Schockreaktionen
und Schockfragmenten führen können. Als Plasmaersatzstoffe werden Dextrane, Gelatine (modified fluid gelatin, Oxypolygelatine, harnstoffvernetzte Gelatine), Hydroxyäthylstärke und Polyvinylpyrrolidon besprochen.

2. Zustandekommen von Schockreaktionen und Schockfragmenten

Es ist mit Sicherheit auszuschließen, daß eine der klinisch verwendeten Infusionssubstanzen pharmakologische Eigenschaften aufweist, die
beim Menschen d i r e k t eine Schockreaktion verursachen. Aus diesem Grunde muß eine Freisetzung endogener Schockmediatoren unter Ein-
flüssen der Infusionssubstanzen angenommen werden. Ein derartiger
M e d i a t o r s c h o c k kann in gleicher Weise über die Freisetzung z e l l u l ä r e r Überträgerstoffe (Beispiel: Histamin
aus Mastzellen) wie über die Aktivierung h u m o r a l e r Überträgerstoffe (Beispiel: Kinine, gebildet aus Plasmakininogenen) zustande-
kommen. Das resultierende klinische Bild läßt keinen sicheren Rückschluß auf den beteiligten Mediator zu; meist finden sich - wie später noch auszuführen sein wird - beide Typen von Überträgerstoffen
nebeneinander.

H i s t a m i n liegt im Organismus vorgebildet und in den Mastzellen pharmakologisch inaktiv gespeichert vor. Über einen Prozeß an der
Mastzelloberfläche werden Veränderungen ausgelöst, durch die die Pro-
tein-Heparin-Histamin-Komplexe (= mitochondriale Mastzellgranula) dem
extrazellulären Milieu exponiert werden: Hier tritt nun eine Spaltung
der Komplexe ein und Histamin wird freigesetzt. Auf die Fragen der
b i o l o g i s c h e n und t o x i s c h e n Mastzelldegranulierung kann hier nicht näher eingegangen werden. Histamin dilatiert
Blutgefäße - vorwiegend Venolen -, erhöht die Permeabilität der Ka-
pillaren (Austritt von Flüssigkeit und Proteinen) und führt über einen Axonreflex zu einer weiteren Gefäßdilatation. Als Folge des hieraus resultierenden Blutdruckabfalls und der Verminderung des zirkulierenden Plasmavolumens kommt es zum Kreislaufschock. Je nach der
Menge freigesetzten Histamins sieht man Quaddeln, Blutdruckabfall,
Tachykardie und Schock.

K i n i n e liegen in freier Form im Plasma nur in Bruchteilen von
ng/ml vor. Hingegen finden sich im Plasma von Mensch und Tier zahlreiche K i n i n o g e n e , wie man bestimmte Globuline bezeichnet,
aus denen Kininogenasen (=Kallikreine) Kinine abzuspalten vermögen.
Die Bedingungen der Kininogenase-Aktivierung im Plasma sind in Abb. 1
(nach 13) zusammengestellt: Neben Oberflächeneffekten sind hier auch
zahlreiche tryptische Enzyme beteiligt (Proteasen, Trypsine, Plasmin).
Es erscheint durchaus vorstellbar, daß ähnliche Mechanismen wie bei
der Anaphylatoxinentstehung auch bei der Kininaktivierung beteiligt
sind.

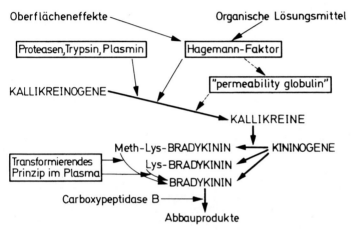

Abb. 1. Mechanismen der Kininbildung im Plasma (aus 13)

Histamin und Kinine, also zelluläre und humorale Schockmediatoren,
stehen zueinander in enger Beziehung: Im Histaminschock erfolgt eine
Kininbildung - kenntlich an der Abnahme der Kininogenspiegel im Plasma -, und Kinine führen zu einer Histaminfreisetzung in den Geweben.

Wenn erst einmal eine Schockreaktion eingetreten ist, so liegen zelluläre und humorale Mediatoren nebeneinander vor, und es erscheint zu
diesem Zeitpunkt nicht mehr möglich, den p r i m ä r e n Mediator
zu erkennen. Chemische Substanzen, die zu einer Freisetzung zellulärer Schockmediatoren führen, verursachen im weiteren Reaktionsablauf
eine Bildung von Kininen und umgekehrt. Dies gilt auch für die Plasmaersatzstoffe.

Nach Gabe derartiger Plasmaexpander können Histaminfreisetzung und/
oder Kininbildung über zwei verschiedene Pathomechanismen ausgelöst
werden: über eine Anaphylaxie oder über eine Anaphylaktoidie, wobei
im letzteren Falle wiederum zwischen einem humoralen und einem zellulären Typ zu unterscheiden ist (vgl. Tabelle 1).

3. Anaphylaxie

Unter dem Begriff Anaphylaxie ("Schutzlosigkeit") versteht man die unter der Einwirkung einer Antigen-Antikörper-Reaktion zustandekommen-
den Sofortreaktionen im Gesamtorganismus. Anaphylaktische Schockreaktionen entwickeln sich nur bei Vorliegen von Antikörpern, also bei be-
stehender Sensibilisierung.

Tabelle 1'. Akute Infusionsreaktionen

---

1. Anaphylaxie

2. Anaphylaktoidie
   a) Humorale Anaphylaktoidie
   b) Zelluläre Anaphylaktoidie (auch als Folge von a))

Tabelle 2 gibt eine Übersicht über die wichtigsten tierexperimentellen Ergebnisse und klinischen Beobachtungen, die die Sensibilisierung gegen Plasmaersatzstoffe betreffen. Im folgenden sollen noch einige kurze Ergänzungen hierzu gegeben werden.

Tabelle 2. Allergie gegen Plasmaersatzstoffe

	Tier	Mensch
Dextrane	–	–
Hydroxyäthylstärke	–	–
Polyvinylpyrrolidon	–	–
Gelatine (MFG, OPG, UVG)	+	+

Im Gegensatz zu den früher verwendeten D e x t r a n e n besitzen die heute in der Infusionstherapie eingesetzten Dextrane mit Molekulargewichten unter 70.000 und nur gering verzweigten Ketten keine sensibilisierenden Eigenschaften. Im Tierversuch gelingt es nur, eine Antikörperproduktion gegen D e x t r a n - P r o t e i n - K o n j u - g a t e zu erzielen, wobei diese Konjugate unter Bedingungen hergestellt werden mußten, wie sie in vivo niemals eintreten (14). Selbst unter Verwendung maximierender Maßnahmen (intraperitoneale Injektionen zusammen mit komplettem Freundschem Adjuvans) war beim Meerschweinchen keine Dextranallergie zu erreichen (eigene Versuche an 20 Meerschweinchen, Allergienachweis durch Intrakutan- und Intraperitonealtestung).

Versuche zur experimentellen Sensibilisierung des Menschen durch intravenöse Gabe von Dextranen schlugen fehl; die geringe Beobachtungszahl (2) läßt hieraus jedoch keinerlei Rückschlüsse zu. Wie später noch auszuführen sein wird, sind Berichte über "anaphylaktische Reaktionen nach Gabe von Dextraninfusionen" nicht kritiklos zu akzeptieren, da der exakte Nachweis des Vorliegens einer Überempfindlichkeit fehlt.

Das Vorhandensein von Antikörpern gegen Dextrane in einem nach manchen Statistiken nicht unbeträchtlichen Prozentsatz der menschlichen Seren kann nicht als Argument für die Möglichkeit anaphylaktischer Reaktionen angeführt werden, da nicht alle Antikörpertypen zu solchen Reaktionen befähigt sind. Darüber hinaus haben Patienten mit derartigen Dextranantikörpern bereits wiederholt Dextraninfusionen reaktionslos vertragen. Eine Sensibilisierung gegen Dextrane könnte durch Nahrungsmittel (Zusatz im Rübenzucker), durch dextranhaltige Kosmetika und Zahnpasten oder durch Mikroben (Pneumokokken) erfolgen. Eine klinische Relevanz im Hinblick auf "anaphylaktische" Dextranreaktionen besteht jedoch nach den bisher vorliegenden Erfahrungen nicht.

Ähnliche Feststellungen wie für Dextrane lassen sich auch für Hydroxyäthylstärke treffen: Eine Sensibilisierung konnte weder im Tierversuch (8) noch im klinischen Experiment an insgesamt 34 Versuchspersonen (2, 8) erzielt werden.

Auch bei Polyvinylpyrrolidon war eine sensibilisierende Potenz nicht nachzuweisen.

Anders ist dies bei Gelatine, wobei die folgenden Feststellungen alle drei zur Infusionstherapie verwendeten Gelatinepräparate betreffen. Antikörper gegen Gelatine, die ja ein Vollantigen darstellt, finden sich in verschiedenen tierischen Seren und konnten auch beim Menschen wiederholt nachgewiesen werden. (Ob tatsächlich ein gehäuftes Auftreten bei Rheumatikern vorliegt und ob eine Beziehung zum normalen oder gestörten Abbau körpereigener Proteine besteht, soll hier nicht diskutiert werden.) Außer Zweifel steht die Tatsache der klinischen Relevanz der Gelatine-Antikörper im Hinblick auf anaphylaktische Infusionszwischenfälle; im Gegensatz zu den Kohlenhydraten gelang hier bei Gelatine der Nachweis kausaler Antikörper nach der Auslösung von Schockreaktionen (siehe 7, 13).

4. Anaphylaktoidie

a) Allgemeines

Unter dem Begriff der Anaphylaktoidie - wie er von SELYE geprägt wurde - versteht man Reaktionen, die im klinischen und feingeweblichen Bild von anaphylaktischen Phänomenen nicht zu unterscheiden sind, die jedoch o h n e Vorhandensein von Antikörpern auftreten. Die Auslösung einer Anaphylaktoidie gehört zu den pharmakologischen Eigenschaften einer Substanz und ist dementsprechend d o s i s a b h ä n g i g .

Die Auslösung anaphylaktoider Reaktionen gelingt physikalisch (traumatisch, thermisch, aktinisch), enzymatisch (Proteasen, Phosphatidase A_1), durch Gabe großmolekularer Stoffe (Ovomukoid, Dextrane, Polyvinylpyrrolidon), durch mastozytotrope Monoamine (Octylamin, 1935L) oder durch mastzellerschöpfende Di- und Polyamine (Compound 48/80, Polymyxin B, Protamine); letztlich läßt sich bei jeder Form einer akuten Entzündung eine anaphylaktoide Komponente nachweisen. Unter den anaphylaktoiden Reaktionen im engeren Sinn kann man zwei Formen unterscheiden: d i e z e l l u l ä r e und d i e h u m o r a l e A n a p h y l a k t o i d i e . Im ersten Fall steht die Einwirkung auf die Mastzellen im Vordergrund, im zweiten Fall handelt es sich primär um eine Veränderung von Plasma- oder Gewebseiweißkörpern. So hemmen zum Beispiel thermische Veränderungen die humorale Anaphylaktoidie (Dextran), nicht aber die zelluläre Anaphylaktoidie (Compound 48/80).

Die wichtigsten Unterschiede zwischen anaphylaktischen und anaphylaktoiden Reaktionen sind in Tabelle 3 zusammengestellt. Einzelne Unterschiede im Tierexperiment, wie Histaminase-Liberierung bei Anaphylaxie, nicht aber bei Anaphylaktoidie oder das abweichende Verhalten gegenüber bestimmten Inhibitoren (vgl. 13), bedürfen noch weiterer Bestätigung und Erklärung.

Im Hinblick auf die Schockauslösung nach Gabe von Plasmaersatzmitteln steht die humorale Anaphylaktoidie im Vordergrund. Dies läßt sich auch den Tabellen 4 und 5 entnehmen, wo humorale und zelluläre anaphylaktoide Reaktionen bei verschiedenen Tierarten nach Gabe hochmolekularer Substanzen zusammengestellt sind.

Relativ eng sind die Beziehungen zwischen humoraler Anaphylaktoidie und Anaphylatoxinbildung. FRIEDBERGER beobachtete schon vor 65 Jahren, daß im Serum sensibilisierter Versuchstiere nach Zusatz von Antigen ein "toxisches Prinzip" auftritt. Aber auch unspezifische Maßnahmen, wie Schütteln eines normalen Serums mit Agar, Kaolin oder Stärke, be-

Tabelle 3. Die wichtigsten Unterschiede zwischen anaphylaktischen und anaphylaktoiden Reaktionen (nach 13)

	anaphylaktisch	anaphylaktoid
Reaktion bei Erstkontakt	-	+
Latenzperiode nach Erstkontakt	+	-
Erfordernis von Antikörpern	+	-
Dosisabhängigkeit der Reaktion	$-^1$	+
Intrakutanteste mit niedrigen Konzentrationen	+	-
Intrakutanteste mit hohen Konzentrationen	+	$+^2$
Tachyphylaxie, gekreuzte Tachyphylaxie	+	+
Klinisches Bild	identisch	
Histologisches Bild	identisch	

[1] Das Fehlen einer Dosisabhängigkeit gilt nicht bei allen quantitativen Beziehungen Antigen - Antikörper

[2] gilt für Sofort- und Spätreaktionen

Tabelle 4. Humorale Anaphylaktoidie

Substanz	Tierart
Dextrane	Ratte, Maus, Meerschweinchen, Kaninchen
Stärke	Meerschweinchen
Gelatine	Hund, Affe
Ovomukoid (KH)	Ratte
Polyvinylpyrrolidon	Hund, Ratte

Tabelle 5. Zelluläre Anaphylaktoidie

Substanz	Tierart
Gelatine	Ratte, Maus
Ovomukoid (Prot.)	Katze
Dextrane	-
Stärke	-
Polyvinylpyrrolidon	-

wirken eine Anaphylatoxinentstehung. Die Voraussetzungen für eine Anaphylatoxinbildung sind in Tabelle 6 zusammengestellt, wobei der letztgenannte PI-Faktor nur bei Einwirkung von Schlangengiften Bedeutung haben dürfte. Unter den gleichen Bedingungen wie Anaphylatoxin entstehen auch noch andere Glykopolypeptide (z. B. Cozytotoxin) aus bestimmten Eiweißkörpern, von denen eine Beziehung zum Blutgerinnungssystem und zur Fibrinolyse angenommen wird.

Tabelle 6. "Anaphylatoxin"-Bildung

1. Vorliegen von "Anaphylatoxinogen" (fehlt beim Menschen!)
2. Vorliegen eines durch Immunkomplexe oder Kontaktstoffe aktivierbaren Enzymsystems
(3. PI-Faktor)

Substanzen wie Stärke, Dextran oder Polyvinylpyrrolidon, die zur Anaphylatoxinbildung im Serum befähigt sind, bleiben ohne Einfluß auf isolierte, gewaschene Mastzellen; erst nach Zusatz von Plasma oder Gewebsflüssigkeit erfolgt in diesen Modellen eine Mastzelldegranulierung. Interessanterweise vermag Phosphatidylserin in diesen Versuchen Plasma oder Gewebsflüssigkeit zu ersetzen. An Rattenmastzellen bleiben Dextrane ohne Wirkung, solange nicht tierisches Plasma zugesetzt wird (Einzelheiten in Tabelle 7 und Abb. 2). Harnstoffvernetzte Gelatine hingegen führt zu einer schwachen Degranulierung.

Tabelle 7. Degranulierung isolierter Rattenmastzellen nach Zugabe von Dextranen oder Gelatine

Zugabe von	Prozentsatz degranulierter Mastzellen			
	5 min	10 min	15 min	20 min
0,15 M/l NaCl	4	7	11	14
0,1 % Compound 48/80	84	96	94	98
Dextran M = 60.000	7	13	22	29
Dextran M = 40.000	5	14	20	27
Dextran M = 40.000 und in der 11. min tierisches Plasma	6	16	67	83
Gelatine (harnstoffvernetzt)	13	21	23	41

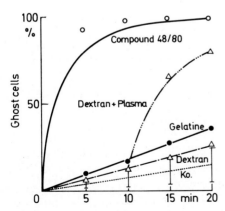

Abb. 2. Rattenmastzelldegranulation

Aus diesen Versuchsergebnissen läßt sich ableiten, daß bei zellulärer
Anaphylaktoidie in erster Linie histaminbedingte Reaktionen zu erwarten sind. Bei humoraler Anaphylaktoidie kommt es zunächst zu einer
Bildung von Kininen und erst sekundär zu einer Histaminfreisetzung.
Es ist jedoch durchaus möglich, schwere Schockreaktionen ohne signifikante Veränderungen des Plasmahistaminspiegels zu beobachten (vgl.
hierzu Abb. 3).

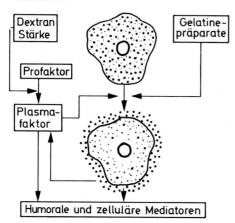

Abb. 3. Schockentstehung

b) Anaphylaktoide Eigenschaften von Plasmaersatzmitteln

Nach dem mehr allgemein gehaltenen Überblick über die wichtigsten Cha-
rakteristika anaphylaktoider Reaktionen sollen nunmehr die anaphylaktoiden Eigenschaften der vier wichtigsten Plasmaersatzstoffe im einzelnen besprochen werden.

Im Tierversuch (vgl. Tabelle 4) erweisen sich Dextrane als stark anaphylaktoid wirksam bei Ratten, Mäusen, Meerschweinchen und Kaninchen
(Lit. bei 13). Das klassische Versuchstier für Dextranreaktionen ist
die Ratte, wobei jedoch interessanterweise ein bestimmter Stamm dieser Tierart aufgrund genetischer Faktoren (Fehlen des "Anaphylatoxi-
nogens") gegen Dextran resistent ist. Dextrane mit Molekulargewichten
zwischen 20.000 und 500.000 weisen etwa gleich starke anaphylaktoide
Wirksamkeit auf. Je stärker die Verzweigung der Ketten ist, um so stärker wird die anaphylaktoide Aktivität. Dextrane bewirken eine Kininbildung und eine Histaminfreisetzung. Es besteht eine T a c h y -
p h y l a x i e und eine g e k r e u z t e T a c h y p h y l a -
x i e mit den klassischen mastzellerschöpfenden Substanzen, z. B.
mit Compound 48/80. Adrenalin und Glukose hemmen die Dextraneffekte.

Bei Hunden und Schweinen verursacht Dextran keine Erhöhung des Hista-
minspiegels im Plasma (9). Beim Menschen bewirken intravenöse Schnell-
infusionen von Dextran einen Anstieg des Plasmahistaminspiegels (5)
(Einzelheiten in Tabelle 8). Das Ausmaß der Erhöhung des Histaminspie-
gels war jedoch zu gering, um schwerere Kreislaufreaktionen zu erklären. Die starke anaphylaktoide Wirkung von Dextran und das Fehlen eines exakten Nachweises der anaphylaktischen Dextransensibilisierung
beim Menschen berechtigen zu der Feststellung, daß die bei Dextraninfusionen auftretenden Schockreaktionen anaphylaktoider Art sind.

Tabelle 8. Histaminfreisetzung beim Menschen durch Schnellinfusion
von Plasmaersatzstoffen (nach LORENZ (1974, 1975))

Gelatine (UVG)	10 von 12 Personen
Dextran 60	6 von 15 Personen
Hydroxyäthylstärke	0 von 10 Personen

Auch Hydroxyäthylstärke besitzt anaphylaktoide Wirkungen. Die klinisch
beobachteten Symptome (siehe 10) können ebensogut auf einer Histaminfreisetzung wie auf einer Kinininaktivierung beruhen; aufgrund der chemischen Verwandtschaft mit Stärke ist wohl in erster Linie an eine
anaphylaktoide Aktivität vom humoralen Typ zu denken. Nach Schnellin-
fusionen von Hydroxyäthylstärke konnte bei zehn Versuchspersonen keinerlei signifikante Erhöhung des Plasmahistaminspiegels gefunden werden (6) (siehe hierzu Tabelle 8).

Polyvinylpyrrolidon wirkt als klassische anaphylaktoide Substanz bei
Hunden (vgl. Tabelle 4). Die stärkste anaphylaktoide Aktivität weisen
Verbindungen mit Molekulargewichten zwischen 25.000 und 90.000 auf.
Genauere Angaben über schockartige Reaktionen beim Menschen fehlen,
da aus anderen Gründen (Ablagerung in Lebergefäßen, umstrittene Kar-
zinogenität) Polyvinylpyrrolidon beim Menschen nur mehr selten infundiert wird.

Alle drei in der Infusionstherapie verwendeten Gelatinepräparate führen nach intravenöser Gabe an Affen und Hunden zu Erhöhungen des Plasmahistaminspiegels (9). Auch beim Menschen führt eine Schnellinfusion
von harnstoffvernetzter Gelatine zu einem Anstieg des Plasmahistaminspiegels (5) (Einhelheiten in Tabelle 8). Die experimentellen Ergebnisse lassen hier in erster Linie an eine anaphylaktoide Aktivität
vom zellulären Typ denken (siehe Tabelle 5, Tabelle 9).

Tabelle 9. Histaminfreisetzung bei Anaphylaktoidie

1. Direkte Beeinflussung der Mastzellen
2. Aktivierung von Serumfaktoren, Bildung biologisch aktiver Substanzen, Degranulierung von Mastzellen
3. Beteiligung von Leukozyten und Thrombozyten (?)

5. Klinische Aspekte

Die Unsicherheit, die die Pathogenese von Schockreaktionen bei Gabe
von Plasmaersatzstoffen betrifft, spiegelt sich in den Bezeichnungen
der Zwischenfälle wider (3, 11, 12, 17). Das klinische Bild eines anaphylaktischen Schocks ist gegen einen anaphylaktoiden Schock nicht ab-
grenzbar. Um aber eine Reaktion als allergischer Genese bezeichnen zu
können, muß der Nachweis von Antikörpern erbracht werden, wobei noch
eine klinische Relevanz der Antikörper gefordert wird (siehe Abschnitt
2). Das Phänomen der T a c h y p h y l a x i e findet sich sowohl
bei anaphylaktischen als auch bei anaphylaktoiden Reaktionen. So wird
berichtet, daß ein Patient im Schock nach Gabe eines Plasmaersatzstoffes auf eine Intensivstation verlegt wurde und dort den gleichen Plasmaersatzstoff reaktionslos vertrug. Diese Beobachtung läßt jedoch keinerlei Rückschluß auf anaphylaktische oder anaphylaktoide Pathogenese
zu.

In der überwiegenden Mehrzahl der Fälle sind die akuten Schockreaktionen nach Gabe von Plasmaexpandern anaphylaktoider Genese. Hierfür sprechen außer der Unmöglichkeit eines Antikörpernachweises auch verschiedene andere Faktoren, wie Abhängigkeit von individuell wechselnden Reaktionsweisen, Situationsabhängigkeit, zeitliches und örtliches Häufungsphänomen usw.. Die Rolle bestimmter Zusatzmedikationen hinsichtlich einer Bahnung von Schockreaktionen ist noch nicht genügend geklärt. Von bestimmten Narkosemitteln (4) und Muskelrelaxantien (1), die für sich selbst bereits anaphylaktoide Aktivität aufweisen, ist zweifellos eine Bahnung anzunehmen.

Die Zunahme der Schockreaktionen nach Gabe von Plasmaersatzstoffen hängt möglicherweise mit den in den letzten Jahren etwas geänderten Indikationen zusammen. Bei Infusionen zur K r e i s l a u f a u f - f ü l l u n g trifft die anaphylaktoide Substanz auf ein erschöpftes Plasma-Protein-System. Die Erschöpfung erfolgte durch vorangegangene Reaktionen (hypovolämischer Schock) bzw. durch den Plasmaverlust. Bei p r ä o p e r a t i v e r Gabe wirkt der Plasmaersatzstoff auf ein intaktes System von Plasmafaktoren ein und kann deshalb viel leichter zu einer Schockreaktion führen. Für eine anaphylaktische Pathogenese treffen diese Überlegungen nur in weit geringerem Maße zu, wie die Beobachtung von schweren Reaktionen bei intraoperativer Gabe an sensibilisierte Patienten beweist (7).

Die Rate unerwünschter akuter Reaktionen bei Gabe von Plasmaersatzstoffen liegt p r ä o p e r a t i v etwa fünfmal so hoch wie i n - t r a o p e r a t i o n e m . Absolute Zahlen über die Häufigkeit von unerwünschten Reaktionen bei Gabe von Plasmaersatzstoffen sind schwer zu interpretieren, da die Meldedichte unsicher ist und oft im Einzelfall die exakte Beurteilung fehlt, ob nun die aufgetretene Reaktion wirklich und ausschließlich auf den gegebenen Plasmaexpander zurückgeht.

Dextranreaktionen treten meist schon nach Infusion weniger ml ein, sind meist schwerer, aber prozentual seltener als Gelatinereaktionen. Gelatinereaktionen entwickeln sich meist erst nach Gabe größerer Mengen (200 - 500 ml), sind in der Regel leichter, aber prozentual häufiger als Dextranreaktionen (13, 15, 16, 18). Betrachtet man p r o - s p e k t i v e Studien, so ergeben sich ganz andere (und weit höhere) Zahlen als in r e t r o s p e k t i v e n Zusammenstellungen.

Die Annahme eines fehlenden A n a p h y l a t o x i n i n h i b i - t o r s bei Patienten mit Infusionsreaktionen anaphylaktoider Art mußte aufgrund neuerer Untersuchungen wieder fallengelassen werden.

6. Therapie

Die zu treffenden Behandlungsmaßnahmen sind bei den akuten Infusionsreaktionen unabhängig von der Pathogenese des aufgetretenen Zwischenfalls.

Die moderne Schockbekämpfung bedient sich in erster Linie des Adrenalins und der hochdosierten Glukokortikoidgabe intravenös (1,0 g eines löslichen Prednisolon- oder Methylprednisolonesters). Antihistaminika sind nur zur Anwendung bei Schockfragmenten (Urtikaria) geeignet. In Abb. 4 (nach 13) finden sich die wichtigsten Ansatzpunkte der Glukokortikoidwirkungen auf die pathogenetisch bedeutsamen Schockfaktoren.

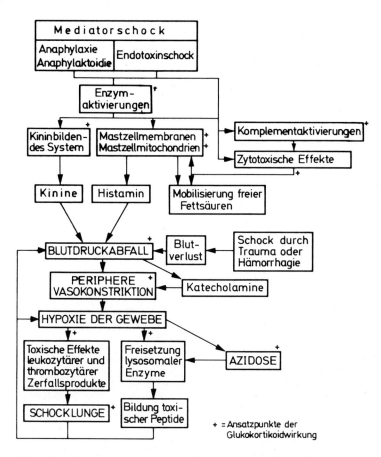

Abb. 4. Ansatzpunkte der therapeutischen Glukokortikoidwirkungen im Schock (aus 13)

7. Prophylaxe

Eine Prophylaxe im eigentlichen Sinne ist bei den unerwünschten Reaktionen nach Gabe von Plasmaersatzstoffen kaum möglich; beim Risikopatienten wäre eventuell die Verabreichung von 100 mg eines löslichen Glukokortikoidesters intravenös anzuraten.

Die zur Verhinderung schwerer Infusionszwischenfälle empfohlenen Maßnahmen (siehe Tabelle 10) betreffen nicht die Prophylaxe im engeren Sinne. Für die Prognose von Infusionszwischenfällen ist es entscheidend, daß die Nebenwirkung rechtzeitig erkannt wird und daß sofort entsprechende Gegenmaßnahmen getroffen werden können.

Die Maßnahme des langsamen Tropfens am Beginn und die Unterbrechung nach Gabe der ersten 5 ml erscheint etwas problematisch - abgesehen davon, daß sie sich oft aus medizinischer Indikation verbietet, wenn eine rasche Kreislaufauffüllung nötig ist. Unter Umständen reichen schon geringe Mengen für die Auslösung eines anaphylaktischen Schocks aus und erst höhere Mengen führen zum pharmakologischen Effekt des anaphylaktoiden Schocks. Letztlich liegt hier die gleiche Problematik vor wie bei den Vortestungen mit Röntgenkontrastmitteln.

Tabelle 10. Prophylaxe gegen schwere akute Infusionszwischenfälle

1. Genaue Beobachtung des Patienten
2. Kenntnis der Erstsymptome
3. Bereitstellung von Schockbekämpfungsmitteln
4. Abwägen von Indikation und Risiko
5. Vortestung?

Spezifische Testungen unter Anwendung einer Schienung könnten vielleicht auf die drohende Gefahr einer anaphylaktoiden Reaktion vom humoralen Typ hinweisen: Nach direkter Testung des Plasmaersatzstoffes wird ein gleicher Intrakutantest mit einem Gemisch von Patientenserum (Eigenserum) und dem Plasmaersatzstoff vorgenommen. Hier könnte man Profaktor (Patientenserum), anaphylaktoides Agens (Plasmaersatzstoff) und Terrain der Erfolgsreaktion (Bindegewebe des Patienten) in einem Test zusammenbringen. Über den Wert solcher Untersuchungen werden erst prospektive Studien eine Aussage zulassen.

8. Schlußbetrachtungen und Zusammenfassung

In pathogenetischer Hinsicht sind zwei große Gruppen der akuten unerwünschten Reaktionen bei Gabe von Plasmaersatzstoffen zu unterscheiden: die anaphylaktischen und die anaphylaktoiden Reaktionen, wobei in letzterer Gruppe noch ein (vorwiegend) humoraler Typ und ein (vorwiegend) zellulärer Typ gegeneinander abzugrenzen sind. Aus der Pathogenese ergeben sich im einzelnen einige klinisch relevante Gesichtspunkte hinsichtlich der Art der auftretenden Reaktionen.

Die Aussage von Tierversuchen kann nur bedingt auf den Menschen angewendet werden, da große speziesabhängige Unterschiede hinsichtlich der anaphylaktoiden Reaktivität bestehen.

Das klinische Bild des Schocks (oder Schockfragments) kann auf humorale oder zelluläre Mediatoren zurückgehen; die Freisetzung oder Bildung dieser Substanzen wiederum kann über Anaphylaxie oder Anaphylaktoidie erfolgen. Klinisch ist hier eine Abgrenzung nicht möglich.

Heute verfügt man über etwas genauere Kenntnisse hinsichtlich der Dextran- und Gelatinereaktionen, da ein großes Erfahrungsgut vorliegt. Es ist aber zu erwarten, daß auch die neueren Plasmaersatzstoffe zu schweren unerwünschten Wirkungen führen, da die beobachteten Effekte zumindest zum Teil auf das g r o ß e   M o l e k ü l zurückgehen dürften (Oberflächeneffekt) und ein wirksamer Plasmaersatzstoff eben eine bestimmte Molekülgröße aufweisen muß.

Literatur

1. ANTON, W., LAUBE, R., MENDE, H. E.: Histaminfreisetzung bei der Durchführung von Intubationsnarkosen. Dtsch. Gesundhwes. _28_, 84 (1973).

2. BRICKMAN, R. D., MURRAY, G. F., THOMPSON, W. L., BALLINGER, W. F.: The antigenicity of hydroxyethyl starch in humans. J. amer. med. ass. _198_, 139 (1966).

3. BRISMAN, R., PARKS, L. C., HALLER, J. A.: Anaphylactoid reactions associated with the clinical use of dextran 70. J. amer. med. ass. 204, 824 (1968).

4. DOENICKE, A., LORENZ, W.: Histaminfreisetzung und anaphylaktoide Reaktionen bei i.v.-Narkosen. Biochemische und klinische Aspekte. Anaesthesist 19, 413 (1970).

5. LORENZ, W., SEIDEL, W., DOENICKE, A., TAUBER, R., REIMANN, H.-J., UHLIG, R., MANN, G., DORMANN, P., SCHMAL, A., HÄFNER, G., HAMEL-MANN, H.: Elevated plasma histamine concentrations in surgery: causes and clinical significance. Klin. Wschr. 52, 419 (1974).

6. LORENZ, W., DOENICKE, A., FREUNDT, M., SCHMAL, A., DORMANN, P., PRAETORIUS, B., SCHÜRK-BOLICH, M.: Plasmahistaminspiegel beim Menschen nach rascher Infusion von Hydroxyäthylstärke: ein Beitrag zur Frage allergischer oder anaphylaktoider Reaktionen nach Gabe eines neuen Plasmasubstituts. Anaesthesist (im Druck).

7. LUNDSGAARD-HANSEN, P.: Nebenwirkungen von Plasmaersatzmitteln. Praxis 103 (1969).

8. MAURER, P. H., BERARDINELLI, B.: Immunologic studies with hydroxy-ethyl starch (HES). Transfusion 8, 265 (1968).

9. MESSMER, K., LORENZ, W., SUNDER-PLASSMANN, L., KLOEVEKORN, W. P., HUTZEL, M.: Histamine release as cause of acute hypotension following rapid colloid infusion. Arch. Pharmakol. 267, 433 (1970).

10. METCALF, W., PAPADOPOULOS, P., TUFARO, R., BARTH, A.: A clinical physiologic study of hydroxyethyl starch. Surg. Gynec. Obstet. 131, 255 (1970).

11. MICHELSON, E.: Anaphylactic reaction to dextrans. New Engl. J. Med. 278, 552 (1968).

12. MISGELD, V., MENDE, Chr.: Dextranunverträglichkeit. Med. Klin. 69, 1452 (1974).

13. RAAB, W.: Klinische Biochemie des Schocks. Grundlagen der Schock-entstehung und Schockbekämpfung unter besonderer Berücksichtigung der unerwünschten Arzneimittelwirkungen. Stuttgart: Fischer (im Druck).

14. RICHTER, W., KAGEDAL, L.: Preparation of dextran-protein conjugates and studies of their immunogenicity. Int. Arch. Allergy 42, 887 (1972).

15. SCHMIDT, H., PFLÜGER, H.: Nebenwirkungen bei Volumensubstitution mit Gelatinepräparaten. Med. Welt 1073 (1971).

16. TSCHIRREN, B., AFFOLTER, U., ELSÄSSER, R., FREIHOFER, U. A., GRAWEHR, R., MÜLLER, P. H., LUNDSGAARD-HANSEN, P.: Der klinische Plasmaersatz mit Gelatine. Zwölf Jahre Erfahrungen mit 39.320 Einheiten Physiolgel. Infusionstherapie 1, 651 (1974).

17. WEBSTER, A. L., COMFORT, P. T., FISHER, A. J. G.: Two cases (one fatal) of severe reactions to rheomacrodex. S.-A. Med. J. 47, 2421 (1973).

18. WERNER, F. M.: Dextranen of gelatines. Ned. Tijdschr. Geneesk. 118, 1121 (1974).

Immunologische Untersuchungen von Dextrannebenwirkungen

Von W. Richter

Dextrannebenwirkungen sind selten. Die angegebene Häufigkeit von Reaktionen variiert in verschiedenen Untersuchungen und verschiedenen
Ländern zwischen etwa 1:5.000 und 1:100.000 Flaschen, oder sie ist
noch geringer (1). In der Bundesrepublik Deutschland wird z. Z. eine
durchschnittliche Frequenz von ca. 1:23.000 Flaschen angegeben. Dies
bedeutet, daß Dextranreaktionen seltener sind als Reaktionen nach anderen bewährten Arzneimitteln, z. B. Antibiotika, Röntgenkontrastmitteln, Phenothiazinen, Antikoagulantia etc. (2).

Daß man auch seltene Nebenwirkungen auf ein Minimum reduzieren kann,
haben wir selbst erlebt. Das Beispiel, das ich nennen möchte, ist die
Invertzucker-Infusionslösung. Die Ursache für seltene, leichtere anaphylaktoide Reaktionen mit solchen Lösungen, wie sie in Schweden und
Norwegen in den letzten Jahren beobachtet wurden, konnten wir mit Hilfe spezifischer immunchemischer und physikalisch-chemischer Methoden
auf Spuren kontaminierender Makromoleküle zurückführen (W. RICHTER,
K. GRANATH, G. ÖSTLING: in Vorbereitung).

Durch Einführung eines immunchemischen Kontrolltestes und laufende
Kontrolle der Sucrose, welche als Rohmaterial verwendet wird, konnten
die seltenen Nebenwirkungen durch Invertzuckerlösungen auf ein etwa
10mal niedrigeres Niveau reduziert werden; von 1:31.000 auf ca. 1:
300.000 Flaschen.

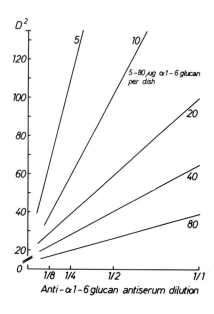

Abb. 1. Kalibrierungsdiagramm zur Bestimmung von nativem alpha 1-6 Glucan
in Sucrose durch "reversed single radial
immunodiffusion". Ordinate: Größe (mm
Durchmesser) (2) von spezifischen Prä-
zipitaten in Petrischalen, welche 5 -
80 ug von nativem alpha 1-6 Glucan enthalten. Das native Glucan wurde aus kon-
taminierter Sucrose isoliert. Abszisse:
Verdünnung von Standard-Antiserum gegen
alpha 1-6 Glucan.
Bestimmung von alpha 1-6 Glucan in 10 %
Sucroselösung: Eine 2 ml-Probe wird mit
8 ml 1 % Agarose in einer Petrischale
(87 mm Durchmesser) vermischt. Nach Er-
starren des Gels werden Löcher von 3 mm
Durchmesser ausgestanzt. Je 5 ul eines
Standard-Anti-alpha 1-6 Glucan Antise-
rums in Verdünnungen 1:1 bis 1:8 werden
in die Löcher eingefüllt. 48 h später
werden die Durchmesser der Präzipitate
gemessen. Aus dem Diagramm wird die Menge von alpha 1-6 Glucan per Petrischale
durch Vergleich der Präzipitatgröße zwischen Probe und Referenz-alpha 1-6 Glucan, bei denselben Antiserumverdünnun-
gen, bestimmt

Abb. 1 zeigt ein Kalibrierungsdiagramm zur Bestimmung von hochmoleku-
larem kontaminierendem alpha 1-6 Glucan in 10%iger Zuckerlösung. Die
angewendete Methode erlaubt kontaminierende Polysaccharid-Spuren halb-
quantitativ zu messen, wenn deren Gehalt ca. 10 ppm übersteigt. Diese
Methode wird als Reinheitsprobe in die Nordische Pharmacopoea von 1976
eingeführt werden. Eine Probe des zu untersuchenden Zuckers wird in
eine Gelschicht inkorporiert. Die Applikation eines spezifischen An-
tiserums resultiert später in der Bildung eines spezifischen Präzipi-
tatringes, dessen Fläche proportional zur Menge kontaminierender Makromoleküle ist.

Eine kurze Übersicht von Pharmacias Forschungsprogramm zur Problematik der Dextrannebenwirkungen ist in Tabelle 1 zusammengestellt. Wir
sehen, daß folgende Teilprobleme bearbeitet werden:
1. Antikörper mit Dextranreaktivität,
2. Beeinflussung des Komplementsystems,
3. Pathophysiologie und Therapie beim experimentellen Schock (anaphylaktischer und Anaphylatoxin-Schock (3),
4. Verbesserung des Fabrikationsprozesses und Kontrolle desselben mit
   neuen spezifischen Methoden.

Tabelle 1. Forschungsprogramm von Pharmacia AB, das die verschiedenen
Sektoren angibt, die in bezug auf Dextrannebenwirkungen bearbeitet
werden

Verschiedene Studien

1. Immunologie des Dextrans
2. Komplementstudien
3. Tierexperimente über Pathophysiologie, Therapie und Prophylaxe beim
   anaphylaktischen und Anaphylatoxin-Schock
4. Prüfung des chemischen und pharmazeutischen Fabrikationsprozesses

---

Der Schwerpunkt dieses Beitrags liegt vor allem in der Bestimmung von
dextranreaktiven Antikörpern bei Dextranreaktoren. Die Bestimmungsmethoden sind folgende: für IgE die Radio-Allergo-Sorbent-Technik (4),
für IgM + IgG die Methode der passiven Hämagglutination. Sensibilisierung von humanen Erythrozyten der Blutgruppe O erfolgte mit Hilfe von
Stearoyldextran (5). In Kürze sollen auch Harriet HEDINs Resultate über
Einflüsse auf das Komplementsystem referiert werden. Ihre Arbeiten sollen später in extenso im Rahmen einer Dissertation vorgelegt und diskutiert werden.

Die verschiedenen Faktoren, die zu einer anaphylaktoiden Dextranreaktion disponieren, können schematisch dem Präparat oder dem Patienten
zugeordnet werden. Wir ersehen aus Abb. 2, daß auf der Präparatseite
auch Spuren von hochmolekularen Kontaminanten von Interesse sind. Die
Wahl eines geeigneten dextranproduzierenden Leuconostoc-Stammes sowie
einer geeigneten Molekülgröße stellen schon optimierende Eingriffe
dar. Wir wissen jedoch, daß selbst B 512 Dextranfraktionen mit Molekülgewicht 40.000 bis 70.000 imstande sind, mit vorgebildeten Antidextra-
nen oder anderen kreuzreaktiven Antikörpern im Patienten zu reagieren.
Die Faktoren von seiten des Patienten werden später noch im einzelnen
abgehandelt.

Harriet HEDINs Komplementstudien umfassen fünf Abteilungen, welche in
Tabelle 2 verzeichnet sind. In Kürze sind folgende Resultate erhalten
worden. In etwa der Hälfte von 30 Fällen von Dextranreaktoren, bei denen genügend Serumproben zur Konstruktion eines Zeitprofils vorlagen,

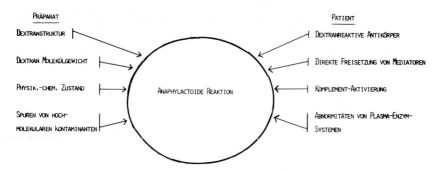

Abb. 2. Schematische Übersicht über potentielle auslösende Faktoren
für eine anaphylaktoide Dextranreaktion

konnten Zeichen von Komplementaktivierung nachgewiesen werden. Die
Aktivierung kann sowohl über den klassischen als auch über den alter-
nativen Weg erfolgt sein. In 1/6 dieser Dextranreaktionsfälle war die
Aktivierung, d. h. Senkung von Komplementfaktoren (vor allem C3, C4,
C5 und Faktor B), so kräftig, daß sie theoretisch zur Reaktion beige-
tragen haben kann. Da das Komplementsystem sowohl mit dem Koagulations-
als auch mit dem fibrinolytischen Enzymsystem interferiert, ist die
Deutung der Befunde bei operierten Patienten besonders schwierig.

Tabelle 2. Übersicht über die von Harriet HEDIN im Zusammenhang mit
anaphylaktoiden Dextranreaktionen durchgeführten Studien von Veränderungen im Komplementsystem

---

Komplementstudien von H. HEDIN

1. Komplementprofil
   Immunochemische Bestimmung (MANCINI) folgender Faktoren:
   C1q, C3, C4, C5, C6, C7, C8, C9, Faktor B (C3Pa, C3 Proaktivator)

2. Anaphylatoxin-Inaktivator = Carboxypeptidase N
   a) Immunochemische Bestimmung (MANCINI)
   b) Biologische Aktivität

3. Präformierte Konversionsprodukte von Faktor B und C3
   EDTA-Plasma wurde mit Immunoelektrophorese untersucht

4. Funktionelle Integrität des alternativen Aktivierungsweges
   Inulintest + Immunoelektrophorese

5. Experimente an Affen (Cynomolgus)
   Komplementprofil nach Einzeldosen von Nativdextran B 512

Das Niveau des Anaphylatoxin-Inaktivators wurde mit monospezifischem
Antiserum bei 80 Dextranreaktoren bestimmt. Es war in allen Fällen
normal im Anschluß an die anaphylaktoide Dextranreaktion. Deshalb kann
ein Defekt dieses Inaktivators als Ursache solcher Reaktionen als unwahrscheinlich betrachtet werden. In anderen Versuchen konnte Harriet
HEDIN zeigen, daß B 512 Nativdextran bei Cynomolgus-Affen das Komplementprofil nicht merkbar beeinflußt. Keinerlei Symptome wurden beobachtet, sowohl während als auch nach intravenösen Einzelgaben von bis zu
100 mg/kg. Abschließend möchte ich erwähnen, daß uns nur ein Beispiel
bekannt ist, bei dem das Komplementsystem als hauptsächlicher auslö-
sender Faktor für eine Schockreaktion betrachtet wird. Es handelt sich

um das Schocksyndrom bei Denguefieber, wie es von MÜLLER-EBERHARD und Mitarbeitern beschrieben wurde (6).

Bisher sind keine dextranspezifischen IgE-Antikörper bei Dextranreaktoren beschrieben worden, obwohl das klinische Bild dem Symptombild einer "Sofortreaktion" entspricht oder sehr ähnelt. Zumindest zwei Fälle von Dextrananaphylaxie sind jedoch in der Literatur beschrieben (7, 8). Bei diesen Fällen ist der Beweis eines anaphylaktischen Zustandes durch Hauttest und Prausnitz-Küstner-Reaktion erbracht worden. Einer dieser Fälle hatte in der Anamnese mehrere Episoden von Pneumonie, durch die er wahrscheinlich sensibilisiert worden ist. Diese Befunde, die auch mit den unseren übereinstimmen, zeigen an, daß immunologisch klassifizierbare echte Dextrananaphylaxie ein sehr seltenes Ereignis darstellt. Wir haben in Modellversuchen Antidextran-Dextran-Anaphylaxie an Meerschweinchen hervorgerufen (9). Die Tiere waren vorher mit hyperimmunem Kaninchen-Antidextran-Antiserum sensibilisiert worden.

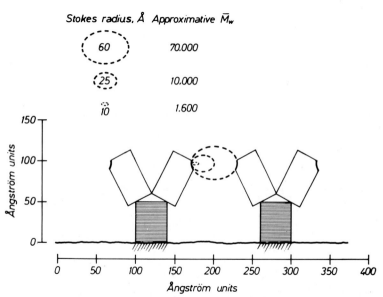

Abb. 3. Brückenhypothese der Auslösung des anaphylaktischen Schocks. Das Bild zeigt zwei zellfixierte IgG-Antikörper. Ein Antigenmolekül von MW 70.000 kann von beiden Antikörpermolekülen gebunden werden und wird eine anaphylaktische Reaktion auslösen. Ein Antigenmolekül von MW 10.000 oder 1.600 kann nur von einem Antikörpermolekül gebunden werden und wird deswegen keine Reaktion auslösen. Solche Antigenmoleküle können im Überschuß die Auslösung eines anaphylaktischen Schocks durch große "überbrückende" Antigenmoleküle verhindern = Haptenhemmung

Dabei zeigte sich, daß die Stärke des anaphylaktischen Schocks abhing von
a) der Menge von zellfixierenden Antikörpern,
b) der Menge des auslösenden Antigens, aber auch
c) von der Größe des auslösenden Antigenmoleküls.
Das Molekülgewicht des kleinsten auslösenden Dextranfragments lag bei 1.600 - 3.000 (siehe Abb. 3) (10). In Übereinstimmung mit der approxi-

mativen Größe einer antigenen Determinante von Dextran bedeuten diese
Funde, daß das kleinste auslösende Dextranmolekül zumindest bivalent
sein muß. Da Dextran zu Fragmenten verschiedener Größe abgebaut werden
kann, ohne seine immunologische Individualität zu verlieren, konnten
wir nachprüfen, ob das Prinzip der Haptenhemmung in vivo in unserem
Anaphylaxiemodell sich demonstrieren läßt. Eine solche Anwendung des
Prinzips der Haptenhemmung hat offensichtlich potentielle therapeutische Möglichkeiten. Wie in Tabelle 3 gezeigt wird, konnten Tiere vor
einem letalen anaphylaktischen Schock durch niedermolekulare Dextran-
fragmente geschützt werden (9, 11). Diese theoretische Möglichkeit des
Eingreifens in das Dextran-Antidextran-System wird zur Zeit weiterhin
studiert.

Tabelle 3. Meerschweinchen wurden am Vortage mit Kaninchen-Antidextran
passiv sensibilisiert. Am Versuchstage wurden sie mit anaphylaktogenem
Dextran MW 42.100 allein oder mit Mischungen des letzteren und nieder-
molekularem Dextran MW 3.300 provoziert

| Provokation mit | | Anaphylaktische Symptome | | |
DX-MW 42.100	DX-MW 3.300	Asthma	Seitenlage	Tod
1,0	0	10/10	10/10	10/10
1,0	1,0	2/12	0/12	0/12
1,0	0,5	2/10	1/10	1/10
1,0	0,25	7/10	5/10	3/10
1,0	0,13	10/10	8/10	5/10
1,0	0,06	9/ 9	9/ 9	7/ 9

Sensibilisierung: 0,3 ml Antidx-Antiserum KP II 24 h vor Provokation
Provokationsdosen in mg/Tier

Dextranreaktive Antikörper im Serum von Menschen sind bereits früher
von KABAT (12), JACOBSSON (13) und anderen nachgewiesen worden. Diese
Forscher haben spezifische Präzipitation zum Nachweis solcher Antikörper benutzt. Sie haben auch gezeigt, daß normale Versuchspersonen in
einem gewissen niedrigen Prozentsatz dextranreaktive Antikörper in ihrem Serum aufweisen (natürliche Antikörper etc.) (14). Wir haben diese
letzteren Funde bestätigen können. Durch Wahl passiver Hämagglutination als Detektierungsmethode haben wir eine größere Empfindlichkeit
erzielt. In den hier gezeigten Tabellen werden die Antikörper (H-Titer) als Anzahl Verdünnungsschritte ausgedrückt, wie Tabelle 4 zeigt.

Tabelle 4. Schlüssel zur Bezeichnung des Titers von hämagglutinierenden Antikörpern im Serum

Keine Agglutination mit unverdünntem Serum = 0:
Zahlen in der Tabelle zeigen Anzahl Röhrchen mit Agglutination in folgenden Serumverdünnungen:

Serum- verdünnung:	1/1,	1/2,	1/4,	1/8,	1/16,	1/32,	1/64,	1/128,	1/256
Röhrchen Nr.	1	2	3	4	5	6	7	8	9

Mit passiver Hämagglutination konnten wir zeigen, daß die Frequenz
dextranreaktiver Antikörper in Stichproben von normalen Versuchspersonen und von Dextranreaktoren sich nicht nennenswert unterscheidet.

Es zeigte sich jedoch, daß männliche Versuchspersonen niedrigere Titer
aufwiesen als weibliche. Daß die H-Titer bei Dextranreaktoren am Tage
der Dextranreaktion niedrig oder nicht nachweisbar sind, dürfte durch
die Neutralisation zirkulierender Antikörper durch infundiertes Antigen erklärt werden (siehe Tabelle 5).

Tabelle 5. Vorkommen von dextranreaktiven hämagglutinierenden Antikörpern bei Gruppen von Patienten mit Dextranreaktionen und bei gesunden Versuchspersonen

A	B	C	D	E	F
0	7	2	3	6	1
0	0	0	3	1	1
0	7	1	7	1	1
0	0	0	0	0	1
0	0	0	0	1	0
0	0	1	5	7	1
8	0	8	0	6	1
0	0	1	0	1	1
1	0	0	0	0	1
0	0	0	0	1	0
0	0	1	0	1	1
0	6	0	0	7	0
0	0	9	1	6	1
1	0	5	1	9	1
0	1	0	4	0	1
1	0	0	0	0	1
0	0	0	0	3	1
0	3	2	3	4	1
0	5	0	0	0	1
0	0	8	1	0	1
4/20	6/20	10/20	9/20	14/20	17/20

A, B = Dextranreaktoren, Tag 0
C, D = Dextranreaktoren, Tag 5 - 45
E   = weibliche Versuchspersonen
F   = männliche Versuchspersonen

Obwohl Antikörper mit Dextranspezifität nicht immer bei Dextranreaktoren nachweisbar sind, sieht man aus der Tabelle 6, daß hohe Antidextrantiter bei Patienten mit schweren Reaktionen gehäuft vorkommen.
In dieser Gruppe von Reaktoren kann man auch hohe Antidextrantiter
Wochen bis Monate nach einer Reaktion nachweisen. Betreffs derjenigen
Patienten, bei denen man weder am Tage der Reaktion noch später dex-
transpezifische Antikörper nachweisen kann, könnte man sagen, daß sie
spezifisch tolerant gemacht worden sind. Dies mag insbesondere dann
zutreffen, wenn schon eine größere Menge Dextran gegeben worden war,
bevor die Infusion abgebrochen wurde. Immunologisch gesehen ist eine
Menge von z. B. 15 ml Macrodex = 900 mg Dextran eine Riesendosis, die
sehr wohl als tolerogene Dosis gelten kann. Auf alle Fälle weisen die
bisher untersuchten immunologischen Eigenschaften von Dextran alle
darauf hin, daß es in die Reihe der thymusunabhängigen Antigene gehört. Das Pneumokokken-Polysaccharid ist ein besser bekannter Proto-
typ dieser Gruppe. Viele der besonderen immunologischen Eigenschaften
von Dextran können aus dieser Sicht heraus besser verstanden und erklärt werden (15, 16, 17). Zum Beispiel ist es wahrscheinlich, daß
immunogene Stimulierung mit reinem Dextran zu Antikörpern der IgM-
Klasse führt, während Kontakt mit Leuconostoc oder anderen Mikroorga-
nismen, die Dextran-Kreuzreaktivität zeigen, zu Antikörpern der IgG-
Klasse führt.

Tabelle 6. Gehäuftes Vorkommen von relativ hohen Titern von dextranreaktiven hämagglutinierenden Antikörpern bei schweren anaphylaktoiden Dextranreaktionen

Serum Entnommen:	Aggl.-Titer	Leichte Reaktion (I)	Mittelschwere Reaktion (II)	Schwere Reaktion (III)
0 - 24 h	0 - 1	14/14 = 100 %	26/29 = 90 %	9/14 = 64 %
nach	2 - 8	0/14 = 0 %	0/29 = 0 %	1/14 = 7 %
Reaktion	16 - 256	0/14 = 0 %	3/29 = 10 %	4/14 = 29 %
1 Woche bis	0 - 1	9/11 - 82 %	19/27 - 73 %	5/15 - 33 %
6 Monate	2 - 8	1/11 = 9 %	3/27 = 12 %	4/15 = 27 %
nach Reaktion	16 - 256	1/11 = 9 %	5/27 = 15 %	6/15 = 40 %

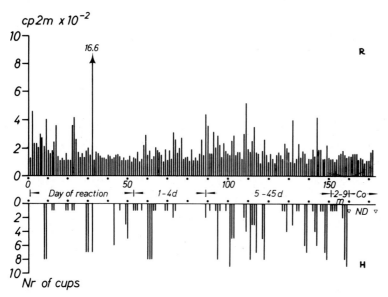

Abb. 4. Im oberen Teil des Bildes Werte von dextranreaktiven IgE-An-
tikörpern (R) bestimmt mit Radio-Allergo-Sorbent-Technik im Serum von
insgesamt 80 Dextranreaktoren (zu verschiedenen Zeitpunkten). Im unteren Teil Titer von dextranreaktiven hämagglutinierenden Antikörpern
bei denselben Patienten. Bei 13 gesunden Kontrollen wurde nur dextranspezifisches IgE bestimmt

In einer synoptischen Zusammenstellung (Abb. 4) sieht man dextranspe-
zifische IgE-Werte (R) im oberen Teil des Bildes sowie dextranspezi-
fische IgM- und IgG-Werte (H) im unteren Teil des Bildes aufgezeich-
net. Es handelt sich um Titerbestimmungen von 159 Serumproben von insgesamt 80 Dextranreaktoren. 13 Serumproben stammen von normalen Versuchspersonen und sind nur auf dextranspezifisches IgE untersucht worden. Nur ein Patient zeigt einen hohen IgE-Wert, ca. 10mal durchschnitt-
licher Kontrollwert. Ein ähnliches IgE-Niveau kann man z. B. bei typischen atopischen Allergien sehen, obwohl bei letzteren Krankheitsbil-
dern auch viel höhere Werte vorkommen.

Weitere zehn IgE-Werte, die acht Fällen von Dextranreaktionen entspre-

chen, zeigen eine statistisch gesicherte leichte Erhöhung, die etwa
dem 2 1/2- bis 4fachen des durchschnittlichen Kontrollwertes entspre-
chen. Es ist schwer, sich über diese leichten Erhöhungen zu äußern,
insbesondere ob sie eine Bedeutung für die Auslösung einer Dextranreaktion haben. Man kann theoretisch nicht ausschließen, daß einzelne
Dextranreaktionen auf reaginartige Antikörper niedrigen Titers zurück-
führbar sind. Gegen diese IgE-Hypothese spricht, daß es wenige Indi-
zien für Sensibilisierungsphänomene mit Dextran gibt.

Bei dem einzigen Patienten mit hohem IgE (10mal Kontrollwert) am Tage
der Reaktion fand sich auch ein hoher Titer von dextranreaktiven hämagglutinierenden Antikörpern. Am Tage nach der Reaktion und später
sanken die Titer für beide Arten von Antikörpern wieder zur Norm.

Bei den acht Dextranreaktoren, bei denen sich eine statistisch gesicherte leichte IgE-Erhöhung (2 1/2- bis 4mal Kontrollwert) nachweisen
ließ, konnte man kein einheitliches Muster betreffs Verhalten des IgE-
und H-Titers erkennen. Es kamen sowohl konstant erhöhte H-Titer vor
als auch Erniedrigung des H-Titers nach dem Tage der Reaktion mit Wie-
deransteigen zu späterem Zeitpunkte. Die IgE-Titer zeigten ähnliches
Verhalten.

Wie wir früher gezeigt haben (18), kommt es selbst bei intensiver und
prolongierter Immunisierung mit klinischer Dextranlösung beim Kaninchen nicht zur Antikörperbildung. Dies bedeutet, daß eventuelle makromolekulare Spurenstoffe nur in extrem geringen Mengen vorkommen dürften. Wir versuchen jedoch zur Zeit, durch Entwicklung neuer empfind-
licher immunchemischer Analysenmethoden (19) selbst solche Spuren zu
erfassen und zu eliminieren.

Zusammenfassung

Zum Studium des Mechanismus humaner anaphylaktoider Reaktionen nach
Infusion von Dextranlösungen wurden Serumproben von 80 Dextranreaktoren auf Antikörper mit Dextranreaktivität untersucht. Bei 30 Reaktoren wurde das Komplementsystem untersucht. Zum Nachweis dextranreaktiver Antikörper der IgE-Klasse wurde die Radio-Allergo-Sorbent-Technik verwendet und zum Nachweis dextranreaktiver Antikörper der IgM-
und IgG-Klassen passive Hämagglutination mit humanen Erythrozyten der
Blutgruppe O. Integrität des Komplementsystems wurde studiert durch
Messung von individuellen Faktoren C 1-9, Konvertierungsprodukten von
C3 und C3PA (Faktor B) und Niveau des Anaphylatoxin-Inaktivators.

Die Resultate deuten auf verschiedene Mechanismen als Ursache der anaphylaktoiden Reaktion. Es konnte bestätigt werden, daß hohe Titer von
dextranreaktiven Antikörpern der IgM- und IgG-Klassen bei schweren
Fällen gehäuft vorkommen und als auslösende Ursache angesehen werden
können. Jedoch ist das Vorkommen eines hohen Titers allein nicht ausschlaggebend, da z. B. bei etwa 30 % von gesunden Frauen ebenso hohe
Titer vorkommen.

Nur bei einem von 80 Fällen fand sich ein einzelner, kräftig erhöhter
Wert von dextranreaktivem IgE am Reaktionstage. Bei den allermeisten
Dextranreaktionen dürfte daher dextranspezifisches IgE keine auslö-
sende Rolle spielen.

Die Aktivierung des Komplementsystems konnte sowohl über den klassischen als auch über den alternativen Weg bei einem Teil der Fälle als
mögliche Ursache angesehen werden.

Bei den übrigen Fällen, bei denen weder dextranreaktive Antikörper noch Komplementveränderungen nachweisbar waren, dürfte nach dem klinischen Bilde Freisetzung von vasoaktiven Mediatoren am wahrscheinlichsten sein. Es könnten z. B. involviert sein: slow reacting substance of anaphylaxis (SRS-A), Prostaglandine, Bradykinin oder andere Mediatoren.

Literatur

1. BAUER, A., ÖSTLING, G.: Dextran-induced anaphylactoid reactions in connection with surgery. Acta anaesth. scand. Suppl. 37, 182 (1970).

2. MEYLER, L., HERXHEIMER, A.: Side Effects of Drugs. Amsterdam: Excerpta Medica 1968, 1972.

3. PAVEK, K., PIPER, P. J., TANGEN, O.: Anaphylactic and anaphylatoxin (AT C5a)-induced shock in the dog. Hemodynamics, mediators and therapy. First World Congress on Intensive Care, London, June 1974.

4. WIDE, L., BENNICH, H., JOHANSSON, S. G. O.: Diagnosis of allergy by an in vitro test for allergen antibodies. Lancet II, 1105 (1967).

5. HÄMMERLING, U., WESTPHAL, O.: Synthesis and use of O-Stearoyl polysaccharides in passive hemagglutination and hemolysis. Europ. J. Biochem. 1, 46 (1967).

6. BOKISCH, V. A., TOP, F. H., RUSSELL, P. K., DIXON, F. J., MÜLLER-EBERHARD, H. J.: The potential pathogenic role of complement in Dengue hemorrhagic shock syndrome. New Engl. J. Med. 289, 996 (1973).

7. BAILEY, G., STRUB, R. L., KLEIN, R. C., SALVAGGIO, J.: Dextran-induced anaphylaxis. JAMA 200, 889 (1967).

8. ROBERTS, F. J., COCKCROFT, W. H.: Septic thrombophlebitis following use of polyethylene i. v. catheter. Canad. med. Ass. J. 102, 89 (1970).

9. RICHTER, W.: Hapten inhibition of passive antidextran dextran anaphylaxis in guinea pigs. Role of molecular size in anaphylactogenicity and precipitability of dextran fractions. Int. Arch. Allergy 41, 826 (1971).

10. RICHTER, W.: Immunological in vivo and in vitro studies of the dextran antidextran system. Dissertation, p. 17. Uppsala 1973.

11. RICHTER, W.: Built-in hapten inhibition of anaphylaxis by the low molecular weight subfractions of a B 512 dextran fraction of MW 3.400. Int. Arch. Allergy 45, 930 (1973).

12. KABAT, E. A., BERG, D.: Production of precipitins and cutaneous sensitivity in man by injection of small amounts of dextran. Ann. N. Y. Acad. Sci. 55, 471 (1952).

13. JACOBSSON, L., WIKSTRÖM, R.: The detection of dextran-reacting antibodies in human serum. Acta Soc. med. Upsalien. 63, 180 (1958).

14. JACOBSSON, L., ZSIGA, J.: Dextran-reacting antibodies in human serum. Acta Soc. med. Upsalien. 63, 165 (1958).

15. BATTISTO, J. R., PAPPAS, F.: Regulation of immunoglobulin synthesis by dextran. J. exp. Med. 138, 176 (1973).

16. KABAT, E. A., BEZER, A. E.: The effect of variation in molecular weight on the antigenicity of dextran in man. Arch. Biochem. Biophys. 78, 306 (1958).

17. COUTINHO, A., MÖLLER, G., RICHTER, W.: Molecular basis of B-cell activation. I. Mitogenicity of native and substituted dextrans. Scand. J. Immunol. 3, 321 (1974).

18. RICHTER, W.: Absence of immunogenic impurities in clinical dextran tested by passive cutaneous anaphylaxis. Int. Arch. Allergy 39, 469 (1970).

19. VAERMAN, J. P., LEBACQ-VERHEYDEN, A. M., SCOLARI, L., HEREMANS, J. F.: Further studies on single radial immunodiffusion. II. The reversed system. Diffusion of antibodies in antigen-containing gels. Immunochemistry 6, 287 (1969).

Untersuchungen zur Frage der Nebenwirkungen bei Anwendung von Plasmaersatzmitteln

Von J. Ring, J. Seifert, K. Messmer und W. Brendel

Plasmaersatzmittel sind keine indifferenten Substanzen. Wenn jedoch im folgenden von ihren Nebenwirkungen die Rede ist, sollen nicht die pharmakologischen Nebeneffekte dieser Substanzen auf Blutgerinnung, Nierentätigkeit oder andere Funktionsabläufe interessieren, sondern lediglich die durch den im Intravasalraum befindlichen Fremdkörper akut hervorgerufenen Unverträglichkeitsreaktionen. In den letzten Jahren hat sich in den meisten klinischen Zentren der Verbrauch kolloidaler Plasmaersatzmittel nahezu verdoppelt (36, 58). Damit häufen sich naturgemäß die Mitteilungen über Unverträglichkeitserscheinungen, was wiederum zur verstärkten Aufmerksamkeit des behandelnden Arztes führt. So entsteht der Eindruck, es habe die tatsächliche Häufigkeit dieser anaphylaktoiden Reaktionen zugenommen. Es liegt derzeit jedoch keine Studie vor, die diesen Eindruck bestätigen oder entkräften könnte.

Eine Übersicht über die bisher veröffentlichten Fälle von Unverträglichkeitsreaktionen nach Plasmasubstitution zeigt, wie sehr die Angaben über die Inzidenz differieren. Der auffallend hohe Anteil von Patienten, die im wachen Zustand (das ist meist präoperativ bzw. bei Thromboseprophylaxe) auf Dextran reagierten, soll weiter unten ausführlich diskutiert werden. Aus den in Tabelle 1 aufgeführten Berichten ergibt sich, abgesehen von der klinischen Symptomatik, keinerlei Anhalt für einen möglichen Pathomechanismus dieser Reaktionen. Es erscheint deshalb verfrüht, diese Erscheinungen als "allergisch" einzustufen. Deshalb sollen die im folgenden beschriebenen Unverträglichkeitserscheinungen zunächst als "anaphylaktoid" bezeichnet werden.

Patientengut

65 Patienten, die in der Zeit von April 1972 - März 1975 nach Gabe von verschiedenen Plasmaersatzmitteln manifeste klinische Unverträglichkeitserscheinungen zeigten, wurden untersucht. Tabelle 2 zeigt einen Überblick über die verwendeten Präparate. Hier muß jedoch betont werden, daß sich aus diesen Zahlen keine Information für die Häufigkeit von Unverträglichkeitsreaktionen ableiten läßt. Da sich die Autoren zunächst lediglich mit der Untersuchung von Dextranunverträglichkeiten befaßten, stellt dieses Kollektiv naturgemäß das größte dar. Erst im Verlauf der Untersuchungen wurden auch andere Substanzen mit einbezogen.

Die Patienten wurden an folgenden verschiedenen Krankenanstalten im Raum München und Südbayern behandelt: Chirurgische Universitätsklinik München (Prof. Dr. R. BEER, Dr. E. GOETZ, Dr. D. BEER, Dr. E. OTT, Dr. F. SANDHOFF, Dr. A. SCHMATZ), II. Universitätsfrauenklinik, I. Med. Universitätsklinik München (Dr. Ch. CHAUSSY), Universitäts-HNO-Klinik München, Berufsgenossenschaftliche Unfallklinik Murnau (Dr. E. MÜHL-BAUER, Dr. J. PROBST), Neurologische Universitätsklinik München (Dr. H. ANGSTWURM), Städt. Krankenhaus München-Oberföhring (Dr. R. ZINK), Kreiskrankenhaus München-Perlach (Dr. G. LOB), Städt. Krankenhaus Landshut (Dr. R. HOCKE), Kreiskrankenhaus Freising (Dr. F. ZISTL), Klinikum München rechts der Isar (Dr. G. TEMPEL), I. Universitäts-Frauenklinik (Dr. H. BERNASCONI), Städt. Krankenhaus München-Schwabing (Dr. H. J. HARDER), Max-Planck-Institut für Psychiatrie München (Dr.

Tabelle 1. Übersicht über die bisher veröffentlichten Fälle von Unverträglichkeitsreaktionen nach Plasmasubstitution

| Präparat | Zahl der Reaktionen | | | Kollektiv | Autoren | Jahr |
	insgesamt	wach	in Narkose			
Dextran						
Dextran 40 und 70[1]	10	(?)	(?)	30	TURNER (64)	1949
Dextran 40 und 70[1]	1	(?)	(?)	50	CRAIG (10)	1951
Dextran 40 und 70[1]	31	(?)	(?)	1.647	MAYCOCK (32)	1952
Dextran 70[1]	1	(?)	(?)	1	ERASMUS (12)	1952
Dextran 70[1]	6	(?)	(?)	215	TARROW (60)	1953
Dextran 70[1]	5	(5)	-	5	WILKINSON (67)	1953
Dextran 70[1]	2	(?)	(?)	76	BOWMAN (5)	1953
Dextran 70[1]	1	(1)	-	1	HENLEY (16)	1958
Dextran 40[1]	2	(2)	-	2	MOELLER (40)	1960
Dextran 75[1]	1	(1)	-	1	GETZEN (13)	1963
Dextran 70 (Abbott)	1	(1)	-	1	SHEPARD (56)	1964
Dextran 60[1]	1		1	1	SIMONE (57)	1965
Dextran 75[1]	1	(1)	-	1	BAILEY (1)	1967
Dextran 70 (Glaxo)	1	(1)	-	1	MALTBY (29)	1968
Dextran 40 (Glaxo)	7	(7)	-	40	MADDI (28)	1969
Macrodex[R] und Rheomacrodex[R]	2	(2)	-	2	SCHMIDT A. (50)	1969
Rheomacrodex[R]	2	(1)	1	2	SCHOBINGER (53)	1970
Dextran 70 (Glaxo)	4	(4)	-	84	BRISMAN (7)	1968
Gentran[R] und Rheomacrodex[R](1)	3	(3)	-	47	MICHELSON (38)	1968
Dextran 70[1]	5	(?)	(?)	24	STREBEL (59)	1968
Dextran 70 (Glaxo)	1	(1)	-	1	ROBERTS (47)	1970
Dextran 40[1]	1	(1)	-	1	GONZALEZ (14)	1970

Präparat	Zahl der Reaktionen insgesamt	davon wach	in Narkose	Kollektiv	Autoren		Jahr
Macrodex[R]	10	(9)	(1)	13.434	BAUER	(2)	1970
Dextran 75 (Abbott)	3	(3)	-	3	KOHEN	(23)	1970
Dextran 70	1		(1)	1	COLLAN	(9)	1972
Macrodex[R] und Rheomacrodex[R]	108	(?)	(?)	35.000.000	CARLSON	(8)	1972
Rheomacrodex[R]	2	(2)	-	2	WEBSTER	(66)	1973
Dextran 40 und 70[1]	1		(1)	4.494	RUDOWSKI	(49)	1973
Dextran 70[1]	6	(6)	-	404	LAZANSKI	(24)	1973
Macrodex[R]	2		(2)	2	DOBLOUG	(11)	1974
Rheomacrodex[R]	2	(2)	-	1	MISGELD	(39)	1974
Dextran 60[1]	12	(?)	(?)	12	JOHNSON	(18)	1974
Macrodex[R]	1	(1)	-	25	LORENZ	(61)	1975
Dextran 60 (Medac)	1	-	(1)	1	LORENZ	(61)	1975
Macrodex[R] (10) und Longasteril (4)	14	(10)	(4)	14	WALDHAUSEN	(65)	1975
Macrodex[R]	7		(7)	150	SCHÖNING	(54)	1975
Gelatine							
Oxypolygelatine[1]	2	(?)	(?)	2	HIGGINS	(17)	1952
Haemaccel[R]	3	(?)	(?)	3	MEISEL	(33)	1971
Gelifundol[R]	129	-	(129)	11.402	SCHMIDT	(51)	1971
Plasmagel[R]	7	-	(7)	1.077	SCHMIDT	(52)	1972
Haemaccel[R]	3	-	(3)	56	SCHMIDT	(52)	1972
Haemaccel[R]	1	-	(1)	1	LUND	(26)	1973
Physiogel[R]	14	(4)	(10)	9.290	TSCHIRREN	(63)	1974
Haemaccel[R]	5	(5)	-	46	LORENZ	(61)	1975
Haemaccel[R]	37	-	(37)	150	SCHÖNING	(54)	1975

Präparat	Zahl der Reaktionen			Kollektiv	Autoren		Jahr
	insgesamt	davon wach	in Narkose				
Gelifundol[R]	26	–	(26)	150	SCHÖNING	(54)	1975
Neoplasmagel[R]	23	–	(23)	150	SCHÖNING	(54)	1975
Serumproteine							
PPL[1]	3	(?)	(2)	3	KERNOFF	(21)	1972
PPL[1]	18	–	(18)	33	BLAND	(3)	1973
Albumin[1]	3	–	(3)	296	SCHMIDT	(52)	1972
Serumkonserve[1]	1	–	(1)	128	SCHMIDT	(52)	1972
Albumin[1]	16	(14)	(2)	14	RING	(44)	1974
Stärke							
Hydroxyethylstarch[1]	5	(?)	(2)	36	METCALF	(37)	1970
Plasmasteril[R]	4	–	(4)	150	SCHÖNING	(54)	1975

[1] ohne Angabe der Firmennamen der verwendeten Präparate

P. BRASS, Dr. F. WEINGARTNER), Deutsches Herzzentrum München (Dr. W.
P. KLOEVEKORN), Urologische Universitätsklinik München.

Untersuchungen und Methodik

Neben der Registrierung des klinischen Befundes und der sorgfältigen
Erhebung der Anamnese wurden folgende Untersuchungen durchgeführt:

Laboruntersuchungen:
rotes und weißes Blutbild, Differentialblutbild, Elektrophorese, Blut-
körperchensenkungsgeschwindigkeit.

Intrakutanteste:
Mit 0,5%igen Lösungen der verwendeten Präparate wurden Hautteste durchgeführt. Dazu wurden 0,05 ml streng intrakutan appliziert. Die Reaktion wurde nach 1/2, nach 12 und nach 36 h abgelesen.

Antigen-Eliminationstechnik:
Bei einer Patientin mit Humanunverträglichkeit wurde die Elimination
von 125-markiertem Humanalbumin bestimmt. Das Ergebnis wurde mit dem
von fünf gesunden Kontrollpersonen verglichen.

Immunologische Untersuchungen:
Mit der Methode nach OUCHTERLONY (41) und MANCINI (30) wurden die Seren der Patienten nach präzipitierenden Antikörpern untersucht, nach
HAEMMERLING (15) wurde die passive Hämagglutination mit Stearoyl-Dextran sensibilisierten Erythrozyten durchgeführt. Das Stearoyl-Dextran
wurde freundlicherweise von Dr. W. RICHTER und Dr. U. v. SPECHT hergestellt (43). Mit dem Phadebas-Radioimmunoassay wurden die IgE-Konzen-
trationen im Serum bestimmt (Deutsche Pharmacia, Frankfurt/Main).

Die Seren einiger Patienten wurden nach der Methode der passiven ku-
tanen Anaphylaxie (42) Meerschweinchen intrakutan appliziert. Nach
1/2 h wurde der verwendete Plasmaexpander dem Meerschweinchen intravenös, zusammen mit Evans Blau, injiziert und der Durchmesser der Haut-
reaktion gemessen.

Nach der Methode von JUNGE (19) wurden Zellkulturen der Patienten mit
verschiedenen Mitogenen sowie mit dem spezifischen Antigen, das ist
Plasmasubstitut, stimuliert und nach sechs Tagen der Einbau von 3H-
Thymidin mit dem Liquid-Szintillation-Counter (Fa. Packard) gemessen.
Die Mittelwerte von jeweils vier stimulierten Kulturen wurden mit de-
nen der unstimulierten Zellkulturen des gleichen Patienten verglichen.
Die statistische Auswertung erfolgte nach dem Student-t-Test.

Bei den Seren einiger Patienten wurde von H. HEDIN das Komplementsystem sowie die Konzentration eines Anaphylatoxin-Inaktivators untersucht. Die Veröffentlichung dieser Ergebnisse erfolgt gesondert.

Klinische Symptomatik

Die klinische Symptomatik der beobachteten Unverträglichkeitsreaktionen erstreckte sich von dem leichtesten Bild der Urtikaria mit Tachykardie bis zum ausgeprägten anaphylaktischen Schock mit Herz- und Atem-
stillstand. Die Reaktionen waren jeweils voll reversibel. Bleibende
Schädigungen des Patienten wurden nicht beobachtet. Einige typische
klinische Verläufe sind in den Abb. 1 - 3 dargestellt.

Tabelle 2. Übersicht über die verwendeten Präparate, nach deren Applikation es zu Unverträglichkeitserscheinungen kam

Patientengut (seit 1972)		
Dextran	38	(16 m., 22 w.)
Macrodex[R]	30	
Rheomacrodex[R]	6	
Travenol-Dextran	1	
Longasteril[R]	1	
Proteinpräparate	21	(11 m., 10 w.)
Humanalbumin 5 %	13	
Humanalbumin 20 %	4	
Humanalbumin	2	
Biseko[R]	1	
Seretin[R]	1	
Gelatine	2	(2 m.)
Haemaccel[R]	2	
Stärke	4	(2 m., 2 w.)
Plasmasteril[R]	4	

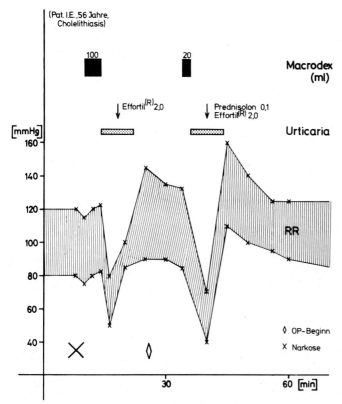

Abb. 1. Klinische Symptomatik einer Unverträglichkeitsreaktion nach Dextran

Abb. 1 schildert den Fall einer Patientin, die zunächst nach Dextraninfusion eine Unverträglichkeitsreaktion zeigte, die jedoch nicht auf
das verwendete Präparat bezogen wurde. Als nach 1/2 h wiederum dassel-
be Präparat gegeben wurde, kam es nach den ersten Tropfen zu einer
zweiten Reaktion mit entsprechendem Blutdruckabfall und Urtikaria.

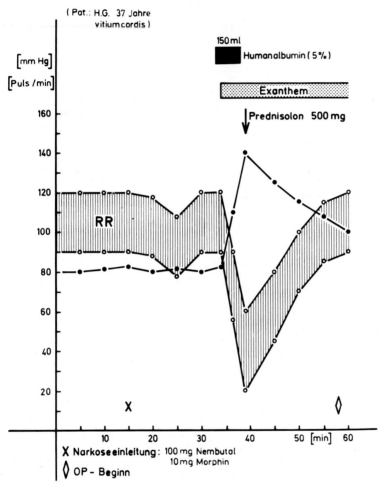

Abb. 2. Klinischer Verlauf einer anaphylaktoiden Sofortreaktion nach
Infusion von Humanalbumin

Bei den Unverträglichkeitsreaktionen nach Eiweißpräparaten ließen sich
"Früh-" und "Spät-"Reaktionen unterscheiden. Während Frühreaktionen
(Abb. 2) dem klassischen anaphylaktoiden Typ nach anderen Präparaten
entsprachen (Blutdruckabfall, Tachykardie, Urtikaria nach geringen
Mengen verabreichter Lösung), traten die sogenannten Spätreaktionen
erst nach Infusion größerer Eiweißmengen über Tage hin und besonders
bei allergisch disponierten Patienten auf (44, 45). Abb. 3 zeigt einen
solchen typischen Fall einer "Spät-"Reaktion nach Humanalbumin, die
sich besonders durch Temperaturanstieg, Schüttelfrost und Urtikaria

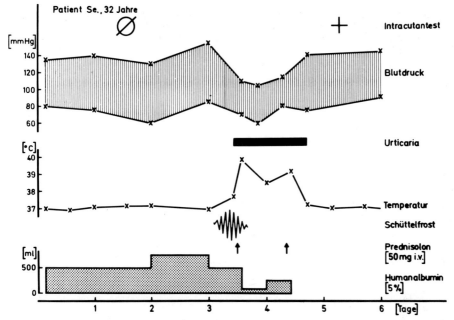

Abb. 3. Klinische Symptomatik einer "Spät-"Reaktion nach Infusion von Humanalbumin (aus RING et al. (40))

manifestierte. Durch Steroide ließ sich die Reaktion günstig beeinflußen. Die Symptome klangen jedoch erst nach Absetzen des Albumins völlig ab.

Die nach Gelatine- bzw. Stärkepräparaten beobachteten Unverträglichkeitsreaktionen wiesen eine ähnliche klinische Symptomatik auf. Bemerkenswert scheint lediglich die besonders starke Lokalreaktion der zur Infusion verwendeten Vene bei zwei der vier Patienten nach Plasmasteril[R]-Infusion (3). Tabelle 3 zeigt einen Überblick über die wichtigsten klinischen Symptome der beobachteten Unverträglichkeitsreaktionen.

Bezüglich des Zeitpunktes des Auftretens der Reaktionen stimmten die Beobachtungen mit den in der Literatur mitgeteilten überein: In der Gruppe der dextranempfindlichen Patienten war die Häufigkeit von Unverträglichkeiten höher, wenn das Präparat dem wachen Patienten ohne vorhergehenden Blutverlust infundiert worden war. Tabelle 4 zeigt die Übereinstimmung mit den in der Literatur beschriebenen Fällen. Von besonderem Interesse scheint die bereits vereinzelt beschriebene Beobachtung (65), daß sieben der Patienten, die nach Macrodex[R]-Infusion mit zum Teil heftigen Unverträglichkeitserscheinungen reagiert hatten, eine weitere Infusion desselben Plasmaexpanders, die nach Verlegung des Patienten auf eine andere Abteilung von einem anderen Arzt angeordnet worden waren, reaktionslos tolerierten. Hieraus kann jedoch nicht der Schluß gezogen werden, die ursprünglich beobachtete Unverträglichkeit sei nicht durch diese Substanz ausgelöst worden.

Häufigkeit der Reaktionen

Zur Berechnung der Häufigkeit der Unverträglichkeitserscheinungen wurden lediglich die Patienten herangezogen, die in den Jahren 1972 und

Tabelle 3. Die klinische Symptomatik der beobachteten Unverträglichkeitsreaktionen nach Plasmasubstitution (das Symptom "Nausea" konnte
selbstverständlich nur bei den wachen Patienten beurteilt werden)

	Exan-them	Nausea	Dys-pnoe	Hypo-tension	Schock	Herzstill-stand	verabreichte Menge (ml)
Dextran (n = 38)	36	12	24	30	11	5	50
Albumin (n = 21)	18	3	3	14	3	1	500
Gelatine (n = 2)	2	-	1	2	1	-	250
Stärke (n =4)	4	-	-	2	-	-	150

Tabelle 4. Vergleich der Häufigkeit von Unverträglichkeitsreaktionen
nach Dextrangabe bei wachen und anästhesierten Patienten

Patient wach	Patient anästhesiert	Autoren
0,2 %	0,01 %	BAUER, ÖSTLING (1970)
0,3 %	0,008 %	eigene Untersuchungen

1973 an den Universitätskliniken der Ludwig-Maximilians-Universität
in München behandelt wurden. In diesem Zeitraum wurden insgesamt
22.459 Einheiten (500 ml) Macrodex^R bzw. Rheomacrodex^R infundiert. Bei
11 in diesen Kliniken beobachteten Unverträglichkeitsreaktionen ergibt
dies eine Häufigkeit von 0,05 %.

Im selben Zeitraum wurden 16.723 Einheiten Humanalbumin verschiedener
Konzentration (5 % und 20 %) und verschiedener Firmen (Behring, Biotest, Hyland) verabreicht. Bei fünf Unverträglichkeitsreaktionen ergibt dies eine Häufigkeit von 0,03 %.

Untersuchungen zum Pathomechanismus der Unverträglichkeitsreaktionen

Das Blutbild der Patienten zeigte keine Besonderheiten, insbesondere
waren die eosinophilen Zellen im peripheren Blut nicht erhöht (siehe
Tabelle 5). Ebenso waren die Serum-IgE-Konzentrationen lediglich bei
drei von 22 untersuchten dextranempfindlichen Patienten über den Normbereich erhöht. Die Annahme einer allergischen Reaktion als auslösen-
der Faktor für die Unverträglichkeitserscheinung trifft demnach aller-
höchstens für einen sehr kleinen Teil der Patienten zu. Mit der Immun-
diffusion fanden sich zunächst bei keinem der empfindlichen Patienten
Antikörper. Mit der passiven Hämagglutination waren zwar Antikörper
nachweisbar, jedoch nur in einem gewissen Prozentsatz der Patienten
und nur in geringen Titern. Kontrollkollektive zeigten zunächst ähn-
lich hohe, wenn nicht sogar höhere Antikörpertiter. Auffällig war, daß
in einem relativ hohen Prozentsatz der Patienten die Blutsenkung vor
der Operation erhöht war mit einem Mittelwert von 27 zu 37, was zu der
Spekulation von kreuzreaktiven Antikörpern auf dem Boden einer akuten
entzündlichen Erkrankung Anlaß gab. Solche Antikörper konnten jedoch
bisher nicht überzeugend nachgewiesen werden.

Tabelle 5. Serum-IgE-Konzentration, Eosinophilenzahl und BKS bei Patienten mit Dextranunverträglichkeit

IgE erhöht	3/22	Mittelwert	293 ± 78 U/ml
Eosinophilen erhöht	1/21	Mittelwert	214 ± 30 x/mm^3
BKS erhöht	16/20	Mittelwert	27 ± 6 / 37 ± 7

Ähnliche Befunde ergaben die Hautteste (Tabelle 6). Unmittelbar oder in der ersten Woche nach der Unverträglichkeitsreaktion waren lediglich vier von 26 Hauttesten positiv vom Soforttyp. Mit dem Überstand von ultrazentrifugiertem Dextran blieben diese Reaktionen positiv. Daraus folgt, daß makromolekulare Beimengungen nicht für diese Reaktion verantwortlich zu machen waren. Auffällig war folgendes Phänomen: Untersuchte man nach vier Wochen oder später die vorher negativen Patienten, so reagierte ein deutlich höherer Prozentsatz. Ähnliche Befunde wurden von W. RICHTER mit der passiven Hämagglutination erhoben. Dieses Phänomen läßt sich am ehesten mit dem Antikörperverbrauch erklären: Im Verlauf der Unverträglichkeitsreaktion werden die für die klinische Symptomatik verantwortliche Antikörper verbraucht, so daß nicht nur die immunologischen Teste negativ werden, sondern sogar die gute Verträglichkeit weiterer Gaben desselben Plasmaexpanders sich hieraus erklären läßt.

Tabelle 6. Ergebnisse der Intrakutantestung bei Patienten mit Dextranunverträglichkeit (uz-Dextran = Überstand von Macrodex[R] nach Ultrazentrifugation 100.000 g über 2 h)

Zeitpunkt nach Reaktion	positive Teste
< 1 Woche	4 / 26
(mit uz-Dextran)	4 / 26
< 4 Wochen	10 / 35
noch positiv nach >1 Jahr	1/5

Daß es sich bei diesen Unverträglichkeitserscheinungen dennoch um ein grundsätzlich anderes Phänomen - zumindest bei dem größten Teil der Patienten - als eine klassische Allergie handelt, zeigt die Tatsache, daß solche Empfindlichkeiten auch wirklich, nicht nur durch momentanen Antikörperverbrauch, wieder verschwinden können. Ein Jahr oder noch länger nach der Unverträglichkeit waren von fünf ursprünglich positiv hautgetesteten Patienten vier völlig negativ. Dies ging Hand in Hand mit dem allgemeinen klinischen Befinden der Patienten: Es waren dies sämtlich Patienten, die vor und zum Zeitpunkt der Unverträglichkeitsreaktionen an chronischen Entzündungen gelitten hatten, deren Ursache durch eben diese Operation beseitigt worden war (Cholezystitis durch Cholezystektomie, Osteomyelitis durch Amputation etc.). Während sich für die Erklärung der Dextranunverträglichkeit makromolekulare Beimengungen als unbedeutend erwiesen, scheint solchen Aggregaten in der Pathogenese der Humanalbuminunverträglichkeit eine gewisse Bedeutung zuzukommen. Tabelle 7 zeigt die Ergebnisse immunologischer Untersuchungen bei Patienten mit Humanalbuminunverträglichkeit mit desaggregiertem und aggregathaltigem Albumin. Die Häufigkeit präzipitierender Antikörper im Serum der Patienten gegen aggregatangereichertes Albumin war sowohl bei Früh- als auch bei Spätreaktionen

Tabelle 7. Ergebnisse immunologischer Untersuchungen bei Patienten mit Humanalbuminunverträglichkeit (aus RING et al. (40))

Test	"Sofort"-Reaktion	"Spät"-Reaktion	Gesunde Kontrollen
Präzipitierende Antikörper gegen:			
kommerzielles Albumin	1/7	0/10	0/20
desaggregiertes Albumin	1/7	0/ 4	0/20
Makroaggregat-Albumin	7/7	2/ 4	–
Positiver Hauttest	5/7	2/ 6	0/20
Positive Antigenelimination	1/1	–	0/ 5
Erhöhtes Serum-IgE	0/7	0/ 5	0/20

signifikant höher als bei desaggregiertem oder kommerziellem Albumin. Hautteste mit aggregatangereichertem Albumin wurden nicht durchgeführt, da hier aufgrund tierexperimenteller Ergebnisse eine hohe Inzidenz von unspezifischen Reaktionen zu erwarten ist.

Interessant ist hier der Fall einer Patientin, die am Tag der Reaktion mit einer positiven Lymphozytenstimulation in vitro einen stark positiven Hauttest auf die verwendete kommerzielle 0,5%ige Albuminlösung zeigte, während keine Reaktion auf monomeres Albumin beobachtet wurde (das monomere Albumin wurde freundlicherweise von Dr. W. STEPHAN, Firma Biotest, zur Verfügung gestellt). Diese Ergebnisse zeigen klar, daß sich die Frage nach dem Pathomechanismus dieser Unverträglichkeitserscheinungen bislang mit Sicherheit nicht einheitlich beantworten läßt. Tabelle 8 zeigt eine Übersicht über die möglichen Arbeitshypothesen zur Erklärung der Pathophysiologie dieser Vorgänge. In unserem Patientengut fand sich für jede der hier angeführten Hypothesen ein gewisser Anhaltspunkt, ohne daß jedoch eine überzeugend durch die Mehrzahl der Befunde erhärtet hätte werden können. Möglicherweise liegen diesen Pathergien verschiedene Mechanismen zugrunde, die im Verlauf der Reaktion durch die Freisetzung bestimmter vasoaktiver Stoffe letzten Endes in das gleiche klinische Bild einmünden.

Tabelle 8. Mögliche Pathomechanismen der Unverträglichkeitsreaktion nach Plasmaersatz

Verwendete Lösung:	Toxische Verunreinigungen (Bakterien, Pyrogene etc.) Immunogene Beimengungen Aggregate Histaminfreisetzung
Patient:	Allergische Reaktion (IgE) Präsensibilisiert (IgG, IgM) Frühere Applikationen Kreuzreagierende Antikörper
	(Für Albumin-"Spätreaktion": Serumkrankheit, IgM) Komplementaktivierung über "alternative pathway" Enzymmangel (Anaphylatoxininaktivator) Genetische Disposition

Vor allen Dingen fehlen zur Bewertung der immunologischen Untersuchungen große Kontrollkollektive, und zwar von unbehandelten Patienten, das sind unter denselben Indikationen operierte Patienten, die kein Plasmaersatzmittel infundiert erhielten, sowie von Kontrollpatienten, die den gleichen Plasmaersatz ohne Komplikationen tolerierten. Daneben dürften die in fast allen beschriebenen Fällen fehlenden Kontrollwerte des jeweiligen Patienten vor der Inkompatibilität die wohl aussagekräftigsten darstellen. Eine breit angelegte Studie, die derzeit im Raum München-Südbayern durchgeführt wird, hofft auf einige dieser Fragen Antwort zu finden.

Schlußfolgerungen:

Aus den bisherigen Erfahrungen ergeben sich folgende Schlußfolgerungen:

1. Es gibt derzeit kein Plasmaersatzmittel, von dem mit wissenschaftlicher Exaktheit behauptet werden könnte, daß es nebenwirkungsfrei sei.

2. Die Gabe von Plasmaersatzmitteln an wache Patienten ohne Blutverlust erhöht das Risiko von Unverträglichkeitsreaktionen und ist daher zu vermeiden.

3. Beim Auftreten von Unverträglichkeitserscheinungen haben sich - insbesondere bei der Dextranunverträglichkeit - hohe Dosen von Kortikosteroiden als lebensrettend erwiesen.

Die Autoren danken Fräulein J. KRUMBACH und Fräulein S. PFEFFER für die hervorragende technische Assistenz.

LITERATUR

1. BAILEY, G., STRUB, R. L., KLEIN, R. C., SALVAGGIO, J.: JAMA 200, 889 (1967).

2. BAUER, A., ÖSTLING, G.: Acta anaesth. scand., Suppl. 37, 182 (1970).

3. BEER, D.: Pers. Mitt. (1975).

4. BLAND, J. H. L., LAVER, M. B., LOWENSTEIN, E.: JAMA 224, 1721 (1973).

5. BOWMAN, H. W.: JAMA 153, 24 (1953).

6. BRICKMAN, R. D., MURRAY, G. F., THOMPSON, W. L., BALLINGER, W. F.: JAMA 198, 1277 (1966).

7. BRISMAN, R., PARKS, L. C., HALLER, J. A.: JAMA 204, 824 (1968).

8. CARLSSON, C., GUSTAVSSON, J., NILSSON, E., NORDSTRÖM, L. O., PERSON, P. O., SÖDERBERG, M.: Läkartidningen 69, 3690 (1972).

9. COLLAN, R.: Duodecim 13, 7 (1973).

10. CRAIG, W. M., GRAY, H. R., LUNDY, G. S.: Arch. Surg. 63, 742 (1951).

11. DOBLOUG, I.: J. Oslo city hospidals 24, 75 (1974).

12. ERASMUS, J. F. P., BIRCH, D. A.: South African Med. J. 26, 945 (1952).

13. GETZEN, J. H., SPEIGGLE, W.: Arch. intern. Med. 112, 168 (1963).

14. GONZALEZ, D., GUARDJIAN, E. S., THOMAS, L. M.: Neurology 20, 1139 (1970).

15. HÄMMERLING, U., WESTPHAL, O.: Europ. J. Biochem. 1, 46 (1967).

16. HENLEY, E. E., McPHAUL, J. J., ALDERT, S. N.: Med. Ann. Dist. Columbia 27, 21 (1958).

17. HIGGINS, A. R., HARPER, H. A., KIMMEL, J. R., BURNS, T. W., JONES, R. E., SMITH, T. W. D., KLEIN, C. L.: J. appl. Physiol. 4, 776 (1952).

18. JOHNSON, U., LAURELL, A. B.: Scand. J. Immunol. 3, 673 (1974).

19. JUNGE, U., HOEKSTRA, J., WOLFE, L., DEINHARDT, F.: Clin. exp. Immunology 7, 431 (1970).

20. KABAT, E. A., BEZER, A. E.: Arch. Biochem. Biophysic. 78, 306 (1958).

21. KERNOFF, P. B. A., DURRANT, I. J., RIZZA, C. R., WRIGHT, F. W.: Brit. J. Haemat. 23, 777 (1972).

22. KOLPSELL, H. J., TSUCHIYA, H. M.: J. Bacteriol. 63, 293 (1952).

23. KOHEN, M., MATTIKOW, M., MIDDLETON, E., BUTSCH, D. W., WAYNE, N. J.: J. Allerg. 46, 309 (1970).

24. LAZANSKI, M. G.: Clin. orthop. 95, 96 (1973).

25. LORENZ, W., DOENICKE, A., REIMANN, H. J., THERMANN, M., TAUBER, R., SCHMAL, A., DORMANN, P., HENSEL, H., HAMELMANN, M., WERLE, E.: Agents Actions 3, 183 (1973).

26. LUND, N.: Brit. J. Anaesth. 45, 929 (1973).

27. LUNDSGAARD-HANSEN, P.: Blutersatzmittel. In: Klinik und Therapie der Nebenwirkungen (eds. H. P. KUEMMERLE, N. GOOSSENS), p. 896. Stuttgart: Thieme 1973.

28. MADDI, V. J., WYSO, E. M., ZINNER, E. N.: Angiology 20, 243 (1969).

29. MALTBY, J. R.: Brit. J. Anaesth. 40, 552 (1968).

30. MANCINI, G., CARBONARA, A. O., HEREMAAS, J. F.: Immunochemistry 2, 235 (1965).

31. MAURER, P. H.: Klin. Wschr. 38, 417 (1960).

32. MAYCOCK, W. D.: Lancet I, 1080 (1952).

33. MEISEL, G., ZÖCKLER, H.: Bibl. haemat. 37, 348 (1971).

34. MEISSNER, F.: Allergie und Asthma 4, 33 (1961).

35. MESSMER, K., LORENZ, W., SUNDER-PLASSMANN, L., KLOEVEKORN, W. P., HUTZEL, M.: Arch. Path. Pharmakol. 267, 433 (1970).

36. MESSMER, K., GRUBER, U. F.: In: Acute Fluid Replacement in the Therapy of Shock (eds. T. I. MALININ et al.), p. 195, 1974.

37. METCALF, W., PAPADOPOULOS, A., TUFARO, R., BARTH, A.: Surg. Gynec. Obstet. 131, 255 (1970).

38. MICHELSON, E.: New Engl. J. Med. 278, 552 (1968).

39. MISGELD, V., MENDE, Ch.: Med. Klin. 69, 1452 (1974).

40. MOELLER, J., BRAUN, H.: Zschr. Urol. 53, 73 (1960).

41. OUCHTERLONY, Ö.: Progr. Allergy 6, 30 (1962).

42. OVARY, Z.: In: Immunological Methods (ed. ACKROYD), p. 259, London: Blackwell 1964.

43. RICHTER, W.: Int. Arch. Allergy and applied Immunol. 39, 469 (1970).

44. RING, J., SEIFERT, J., LOB, G., COULIN, K., BRENDEL, W.: Klin. Wschr. 52, 595 (1974).

45. RING, J., SEIFERT, J., LOB, G., BRENDEL, W.: Arch. klin. Chir., Suppl. Chir. Forum, 411 (1975).

46. RING, J., SEIFERT, J., v. SCHEEL, J., DUSWALD, R., BRENDEL, W.: Europ. Surg. Res. (in press, 1975).

47. ROBERTS, F. J., COCKCROFT, W. H.: Canad. med. Ass. J. 102, 89 (1970).

48. ROUSSELL, R.: Brit. J. Anaesth. 40, 552 (1968).

49. RUDOWSKI, W., KOSTRZEWSKA, E., SAWICKI, F., KLAWE, Z.: Polski Tygodnik Lekarski 28, 1669 (1973).

50. SCHMIDT, A., ESCHRICH, Chr.: Saar. Aerztebl. 22, 456 (1969).

51. SCHMIDT, H., PFLÜGER, H.: Med. Welt 22, 1073 (1971).

52. SCHMIDT, H.: Wiss. Inf. Fresenius 6, 42 (1972).

53. SCHOBINGER, R. A.: Helv. chir. Acta 1970 1/2, 9 (1970).

54. SCHÖNING, B., KOCH, H.: Anaesthesist (in press, 1975).

55. SEIFERT, J., RING, R.: Dtsch. med. Wschr. (in press).

56. SHEPHARD, D. A. E., VAUDAM, J. D.: Anaesthesiology 25, 244 (1964).

57. SIMONE, M.: Acta anaesth. (Padova) 16, 555 (1965).

58. SPILKER, D., AHNEFELD, F. W., REINEKE, H.: Infusionstherapie, Sonderheft I, 38 (1973).

59. STREBEL, L., SIEGLER, P. E.: Arch. Surg. 96, 471 (1968).

60. TARROW, A. B.: Anesthesiology 16, 598 (1955).

61. THERMANN, M., DOENICKE, A., MESSMER, K., HAMELMANN, H., REIMANN, H. J., LORENZ, W.: Arch. klin. Chir., Suppl. Chir. Forum, 435 (1975).

62. THOMPSON, W. L.: Wiss. Inf. Fresenius 2, 2 (1974).

63. TSCHIRREN, B., AFFOLTER, U., ELSÄSSER, R., FREIHOFER, U. A., GRA-
    WEHR, R., MÜLLER, P. H., LUNDSGAARD-HANSEN, P.: Infusionstherapie
    1, 651 (1973/74).

64. TURNER, F. P., BUTLER, B. C., SMITH, M. E., SCUDDER, J.: Surg.
    Gynec. Obstet. 88, 661 (1949).

65. WALDHAUSEN, E., BRINKE, G., NAGEL, A., LOHMANN, R.: Anaesthesist
    24, 129 (1975).

66. WEBSTER, A. L., COMFORT, P. T., FISHER, A. J. G.: S. A. Med. J.,
    2421 (1973).

67. WILKINSON, A. W., STOREY, J. D. E.: Lancet II, 956 (1953).

Nebenwirkungen nach Dextran- und Gelatinepräparaten in der Infusionstherapie. Klinische Erfahrungen bei der anaphylaktoiden Sofortreaktion

Von D. Langrehr, G. Singbartl und R. Neuhaus

Terminologie

Die dem klassischen Bild des anaphylaktischen Schocks zugrundeliegende Antigen-Antikörper-Reaktion ist durch die rapide Entwicklung der Immunologie zu einem recht komplizierten Reaktionsschema geworden. Dadurch sind einerseits die Verhältnisse im klinischen Einzelfall nur noch für Immunologen überschaubar, falls rechtzeitig entsprechende Laboruntersuchungen durchgeführt werden können. Auf der anderen Seite aber sind gerade für die bedrückende Vielzahl von Arzneimittelunverträglichkeiten, deren so unterschiedliche Erscheinungsbilder die Subsummierung unter ein einheitliches Konzept erheblich erschweren, in Zukunft die Chancen für ein besseres Verständnis einzelner Reaktionstypen gegeben, die in der klinischen Medizin nicht unerhebliche therapeutische Konsequenzen bewirken können (2, 3, 4, 6, 14, 31, 33, 34, 35, 36).

Verbesserte quantitative Bestimmungsmethoden für Histamin im Serum haben in den letzten Jahren zu der Erkenntnis geführt, daß für eine große Anzahl von in der Anästhesiologie verwendeten großmolekularen Substanzen eine Art von Unverträglichkeitsreaktion beobachtet werden kann, bei der offenbar eine mehr oder minder ausgeprägte Histaminliberation im Vordergrund steht (7, 8, 15). Obwohl sich in jüngster Zeit die Befunde über entsprechende Zwischenfälle nach Gabe von Arzneimitteln mehren, bei denen sowohl die verschiedenen Komponenten des Komplementsystems als auch des anaphylatoxigenen Systems beteiligt sind - also eine echte Antigen-Antikörper-Reaktion vorzuliegen scheint -, dürfte für die Mehrzahl der hier in Rede stehenden Unverträglichkeitsreaktionen die Bezeichnung "anaphylaktoide Sofortreaktion" gerechtfertigt sein (16 - 28). Für das therapeutische Vorgehen in der akuten Phase ergeben sich ohnedies keine Unterschiede. Als auslösende Ursache für eine anaphylaktoide Sofortreaktion müssen die verschiedenen in Frage kommenden Substanzen in relativ großer Menge und intravenös appliziert werden; Spätfolgen im Falle der Beherrschung des Zwischenfalls sind ungewöhnlich: beides trifft für das Vollbild der Anaphylaxie nicht zu.

Betroffene Substanzen, Häufigkeit

Obwohl bestimmte Substanzen bei der Auslösung einer anaphylaktoiden Sofortreaktion dominieren, ist ihre Gesamtzahl - zieht man auch die mitgeteilten Einzelfälle in Betracht - erschreckend groß. So zeigt die Tabelle 1 in einer Übersicht, die sich vorwiegend auf die im Bereich der Anästhesiologie verwendeten Substanzen beschränkt, eine Aufstellung von Substanzgruppen, bei deren Anwendung solche Reaktionen beschrieben wurden. Für die Mehrzahl dieser Substanzen liegen inzwischen entsprechende Befunde hinsichtlich ihrer Fähigkeit zur Histaminliberation vor. Insbesondere die Eiweißkörper können natürlich ebenso das Vollbild der Anaphylaxie auslösen. Die Aufstellung könnte beliebig erweitert werden. Man gewinnt den Eindruck, daß nicht nur die intensivierte Erforschung dieser Zusammenhänge die Zahl der betroffenen Substanzen ständig erhöht, sondern daß eine echte Zunahme von Überempfindlichkeitsreaktionen auf immer mehr Substanzen vorliegt.

Tabelle 1. Beispiele für in der Anästhesiologie verwendete Substanzgruppen, bei denen anaphylaktoide Sofortreaktionen beobachtet wurden

Prämedikation	Atropin Pethidin
Einleitung	Barbiturate Propanidid Althesin
Relaxantien	alle? (SCh, Curare)
Infusion	Gelatine-Derivate Dextran-Derivate Stärke -Derivate
Eiweißkörper	Plasma, Anti-D, Seren Vollblut, Insulin
Kontrastmittel	alle?
Antibiotika	Penicilline, Sulfonamide alle? Streptomycin
Vitamine	B 1, andere?
Diagnostika	Bromthalëin, Trypanrot Indigocarmin
U. S. W.	

Die Abb. 1 belegt diesen weltweiten Eindruck am eigenen Material. Es
ist ersichtlich, daß besonders in den letzten fünf Jahren im Bereich
der Anästhesiologie eine steile Zunahme der Absolut-Zahlen von anaphylaktoiden Sofortreaktionen zu verzeichnen ist. Das betrifft sowohl
"mittelschwere" wie "schwere" Erscheinungsbilder. Eine Vielzahl von
entsprechenden "leichten" Reaktionen (einzelne Quaddeln, leichte Hautröte, Unbehaglichkeitsgefühl, mäßige Tachykardie) bei der Verwendung
der gleichen Substanzen am wachen Patienten auf der Station ist hier
ebenso unberücksichtigt wie "leichte" Reaktionen am anästhesierten
Patienten. Obwohl der Narkose wahrscheinlich ein protektiver Effekt
gegen solche Reaktionen zukommt - Detailuntersuchungen etwa in bezug
auf das Ausmaß der Histaminliberation unter standardisierten Bedingungen mit und ohne Narkose fehlen allerdings nach unserer Kenntnis -,
treten mit einigen Ausnahmen (Kontrastmittel, Plasma, Blut, Penicillin) am wachen Patienten meist leichtere Reaktionen auf. Das ist jedoch mit großer Wahrscheinlichkeit im Zusammenhang mit der dabei wesentlich langsameren Infusions- oder Injektionstechnik zu sehen (siehe weiter unten).

Daß die zahlenmäßige Zunahme in unserem Material eine echte Zunahme
der Häufigkeit ist, wird links in der Abb. 1 belegt. Bezogen auf die
Gesamtzahl der jährlichen Anästhesien findet sich dort eine gleich-
artige Zunahme in den letzten 5 Jahren von 1:1.360 (1967) auf 1:186
(1974). Diese ganz erhebliche Häufigkeitszunahme erklärt auch ohne
weiteres die Besorgnis und das Interesse, welches in jüngster Zeit
diesen Vorgängen gewidmet wird.

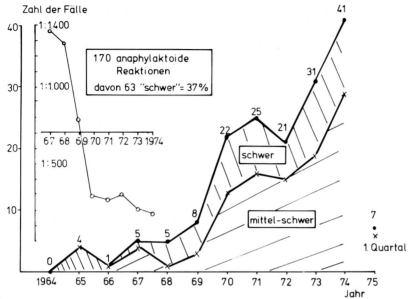

Abb. 1. Häufigkeit der anaphylaktoiden Sofortreaktion (absolute Zahlen und Verhältnis zur jeweiligen Gesamtzahl von Applikationen). Eigenes Material 1964 - 1975

Histaminwirkungen

Aus der Gruppe der sogenannten biogenen Amine werden in jüngster Zeit möglicherweise auch andere Vertreter in Zusammenhang mit anaphylaktoiden Sofortreaktionen gebracht, insbesondere Bradykinine, slow reacting substance A, Serotonin und die Prostaglandinfraktion 2 α (PGF 2 α). Untersuchungen dieser Substanzen bei Zwischenfällen sind jedoch noch nicht fortgeschritten genug, um als bewiesen gelten zu können.

Das Spektrum der Effekte des Histamins (Abb. 2) ist jedoch gut bekannt und entspricht in allen Details dem klinischen Erscheinungsbild unterschiedlicher Ausprägung. Die Manifestation der verschiedenen Wirkungen ist nach den umfangreichen Untersuchungen der Arbeitsgruppen um LORENZ und DOENICKE (7, 8, 15, 16 - 28) eng mit dem Ausmaß der Histaminliberation (Höhe des Serumspiegels rechts am Rande) korreliert. Die Zuordnung verschiedener Detailphänomene zu verschiedenen Schweregraden der anaphylaktoiden Sofortreaktion entspricht der allgemeinen klinischen Erfahrung (5, 9, 12, 29, 32).

Das Vollbild des Histaminschocks ist durch die Summe der Einzelphänomene gekennzeichnet: Magensaft- und Speichelhypersekretion (Erbrechen), Tachykardie, samtartig ödematöse Hautrötung mit oder ohne Quaddeln, Kapillar-Venolen-Dilatation, Arteriolenkonstriktion, Hypotension, allgemeine Kapillarpermeabilitätssteigerung, Haut- und Schleimhautödem, Myokarddepression, Rhythmusstörungen, Bronchospasmus und pulmonale Vasokonstriktion.

Nur beim wachen Patienten können auch weitere Phänomene objektiviert werden: Dilatation der Hirngefäße (Histaminkopfschmerz), Konstriktion der glatten Muskulatur (Darmspasmen, wehenartige Schmerzen), inadäquate Erregung sensibler Nervenendigungen (Schmerz- und Juckreizempfindung).

Biogene Amine (type I allergic reaction)

Histamin, Bradykinin, SRS-A, 5-HT, Prostaglandin (PGF$_{2\alpha}$)

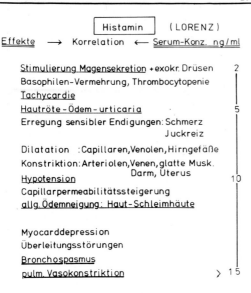

| Histamin | (LORENZ)

Effekte ⟶ Korrelation ⟵ Serum-Konz. ng/ml

Stimulierung Magensekretion + exokr. Drüsen   2
Basophilen-Vermehrung, Thrombocytopenie
Tachycardie
Hautröte - Ödem - urticaria   5
Erregung sensibler Endigungen: Schmerz
                    Juckreiz

Dilatation : Capillaren, Venolen, Hirngefäße
Konstriktion: Arteriolen, Venen, glatte Musk.
               Darm, Uterus
Hypotension   10
Capillarpermeabilitätssteigerung
allg. Ödemneigung: Haut-Schleimhäute

Myocarddepression
Überleitungsstörungen
Bronchospasmus
pulm. Vasokonstriktion   ⟩ 15

Vollbild
"Histamin-Schock"

Abb. 2. Wirkung von Histamin auf einzelne Organsysteme in bezug zum Serumspiegel (nach LORENZ)

Während Serotonin Chemorezeptoren und kardiovaskuläre sowie broncho-pulmonale Mechanorezeptoren stimulieren kann (inadäquate Beeinflus-sung entsprechender Reflexe mit Atmungsstimulierung und reflektori-scher Bradyhypotonie), fehlt für das Histamin bislang der Nachweis der inadäquaten Erregung von Chemo- und Mechanorezeptoren (11).

Kommt es beim Vollbild des Histaminschocks durch das Ausmaß der Hista-minliberation, bei spätem Erkennen und insbesondere zeitlich inadäqua-ter Therapie zum Herzstillstand, so handelt es sich im wesentlichen um eine Koinzidenz von Hypoxie und systemdruckbedingter koronarer Minderdurchblutung.

Eigene Statistik

Verteilung der induzierenden Substanzen und Symptomatologie unseres Materials von 170 Fällen aus 12 Jahren im Bereich der Anästhesiologie sind tabellarisch in Tabelle 2 zusammengefaßt. Zehn Fälle beziehen sich auf den wachen Patienten ohne Zusammenhang mit einer Narkose (3mal Amino-benzylpenicillin-Natrium, 1mal Anti-D-Prophylaxe, 1mal Scandicain, 5mal Röntgenkontrastmittel) und sind hier nur mitaufge-führt, weil die Behandlung bzw. Reanimation durch uns erfolgte.

Tabelle 2. Gesamtstatistik von 170 anaphylaktoiden Sofortreaktionen. Verteilung der Häufigkeiten der Einzelwirkungen, Verlauf

Menge Substanz	Zahl der Fälle	Haut = Röte	Quaddeln	Ödem (Lid)	Kreislauf Hypotonie	Kreislauf weak	Broncho-spasmus	Oligo-Anurie	Verlauf ohne Folgen	⊥ sofort	protrahiert
10 – 850 ml Gelatine	104	59	85	38	64	10	41	10	104		
150 – 500 mg Propanidid	24	20	8	18	22	10	12	10	22		1 24 h / 1 12 d
10 – 500 ml Dextran	7	4	5	6	6	2	6	2	7		
150 – 350 mg Barbiturat	5	3	5	4	5	3	3	2	5		
100 mg Scandicain	1	1	1	1	1	1	1		1		
4 – 100 mg Relaxans (Imbretil, SCh)	6	4	5	2	4	1	3		6		
8.000 IE Liquemin	1	1	1		1		1		1		
5 – 200 ml Röntgen-Kontrastmittel	12	7	8	8	12	4	10	5	12		
50 mg Pethidin	1	1	1	1	1	1	1	1	1		
10 – 50 ml Blut, Plasma	4	1	3	2	4	1	4	1	4		
250 ug Anti-D	1	1	1	1	1	1	1	1	1		
50 Mill.E., 2 g Penicillin G Binotal	4	4	2	3	4	4	4	4	1	1	1 3 d / 1 2 d
Σ	170	104	125	84	125	36	87	36	165	1	4

Die applizierten Mengen der jeweiligen Substanzen sind als minimal-
maximal-Grenzwerte in der ersten Reihe aufgeführt. Die subsummierte
Verteilung der Hauptsymptome ergibt: Hautröte 104 = 61 %, Quaddeln
125 = 73 %, Ödem 84 = 49 %, Hypotonie 125 = 73 %, weak contraction
36 = 21 %, Bronchospasmus 87 = 51 %, Oligo- oder Anurie 36 = 21 %.
Waren beim Vollbild der anaphylaktoiden Sofortreaktion alle Symptome
vorhanden, so wurde der Fall als "schwer" bezeichnet, das betrifft
63 Fälle = 37 %. Die übrigen Fälle wurden als "mittelschwer" einge-
stuft.

Von den fünf Todesfällen betreffen zwei eine Sofortreaktion nach Propanidid, die primär überwunden werden konnte. Der Todesfall nach 24 h
betraf eine Beckenbodenphlegmone mit Allgemeinsepsis, der Fall mit
Exitus nach 12 Tagen ein Multitrauma, welches nach dem Zwischenfall
noch zwei weiteren Eingriffen unterzogen werden mußte. In beiden Fällen besteht nach unserer Auffassung nur ein loser Zusammenhang zwischen der anaphylaktoiden Reaktion und dem Tod, wenn überhaupt.

Anders bei den drei Fällen nach Penicillin, deren sofortiger oder pro-
trahierter Tod nach zunächst gelungener Reanimation (zwei und drei
Tage später) direkt auf den Zwischenfall zu beziehen ist.

Nach der Tabelle könnte der Eindruck entstehen, daß die Zuordnung im
Einzelfall zu einer bestimmten Auslösersubstanz zweifelsfrei ist. Davon kann jedoch keine Rede sein. Wir haben in zwei Dutzend Fällen in
den Tagen, die auf den Zwischenfall direkt folgten, ausgedehnte Teste
(Läppchentest, Intrakutantest) mit Hilfe der Dermatologen durchgeführt,
um aus der Vielzahl der im Rahmen der Anästhesie jeweils verwendeten
Substanzen diejenige zweifelsfrei zu bestimmen, die für die Sofortreaktion verantwortlich war. Einigermaßen schlüssig gelang das nur
1mal. Diese Erfahrung steht in guter Übereinstimmung mit ähnlichen
Befunden in einer Vielzahl von kasuistischen Mitteilungen und entspricht der Sonderstellung der anaphylaktoiden Sofortreaktion. In
zwei Fällen haben wir innerhalb der nächsten 24 h unter der abklingen-
den Wirkung der Therapie des Zwischenfalls (Kortikoide, Antihistaminika) mit der erneuten intravenösen Zufuhr der inkriminierten Substanz
in kleiner Menge sofort eine leichte Reaktion auslösen können. Dieser Befund ermutigt uns, einerseits der getroffenen Zuordnung der induzierenden Substanzen weitgehend zu trauen, bietet jedoch nach unserer Meinung auf der anderen Seite keine routinemäßige Möglichkeit
der Testung wegen der damit verbundenen Gefahren für die Patienten.
Für die Zuordnung der entsprechenden induzierenden Substanzen kommt
uns allerdings - gegenüber protrahierten Reaktionen - der meist enge
zeitliche Bezug bei der anaphylaktoiden Sofortreaktion zugute, der
die Bestimmung der auslösenden Substanz erleichtert.

Geschlechtsverteilung, Substanzhäufigkeit

Während bei allen Anästhesiepatienten die Geschlechtsverteilung mit
weiblich : männlich = 57 : 43 % ein leichtes Überwiegen der weiblichen Gruppe ergibt, zeigt die Abb. 3 für die Verteilung der anaphylaktoiden Sofortreaktion weiblich : männlich = 77 : 23 % ein deutli-
ches Überwiegen des weiblichen Geschlechts. Das kommt auch beim Vergleich der Zwischenfallsrate Gesamtpatientengut (1:429) zu gynäkologischem Patientengut ohne Geburtshilfe (1:221) deutlich zum Ausdruck.
Demgegenüber scheint die Frau im Bereich der Gravidität deutlich seltener zur Histaminliberation zu neigen (1:692 für die Geburtshilfe-
anästhesie). Dieser Befund ist uns schon früher aufgefallen (13), muß
aber noch mit Zurückhaltung interpretiert werden, da bei geburtshilflichen Anästhesien ganz allgemein die Zahl der bei der Anästhesie ver-

1964 -1974
anaphylaktoide Sofort-Reaktion
170 Fälle

A Geschlechtsverteilung | Anästhesie - Pat.
Gesamt

$$\frac{♀}{♂} = \frac{131}{39} = \frac{77}{23}°/° \qquad \frac{♀}{♂} = \frac{57}{43}°/°$$

B Häufigkeit und Gravidität

Gesamt Anästhesien (72.992)	1:429
Gynäkologie (17. 028)	1:221
Geburtshilfe (8. 313)	1:692

C Häufigkeit und Substanz

Gesamt Anästhesien (72.992)	1:429	bis 1974 1: 634
Gelatine (37.350)	1:359
Dextran (6.980)	1:997
Propanidid (33.600)	1:1400
Barbiturat (12.600)	1:2520

Abb. 3. Geschlechtsverteilung, Einfluß der Gravidität und Substanz-
häufigkeit bei 170 anaphylaktoiden Sofortreaktionen

wendeten Substanzen geringer ist, was auch die größte Gruppe induzie-
render Substanzen, nämlich die der großmolekularen Infusionen, betrifft.

Die Häufigkeit der anaphylaktoiden Sofortreaktion wird für die verschiedenen Substanzen in der Literatur mit erheblicher Schwankungs-
breite mitgeteilt, die Verhältniszahlen bewegen sich zwischen 1:100
bis 1:50.000. Wegen meist schlecht vergleichbarer Bezugszahlen (Ge-
samthäufigkeit der Anwendung jeder Substanz) auf der einen Seite und
aus Gründen einer rapiden Häufigkeitszunahme insgesamt andererseits,
scheinen uns solche Verhältniszahlen im Augenblick wenig aussagefä-
hig. Wir entnehmen aus den Verhältniszahlen für Gelatine, Dextran,
Propanidid und Barbiturat der Abb. 3 zunächst, daß überhaupt Unterschiede in der Häufigkeit der anaphylaktoiden Sofortreaktion in bezug
auf verschiedene induzierende Stoffe bestehen. Die Erfahrung hat gezeigt, daß für Substanzen, die zunächst bei der Einführung als "ge-
fahrlos" in bezug auf Histaminliberation bezeichnet wurden, bei genügend großen Bezugszahlen dann später doch entsprechende Reaktionen
beobachtet werden können. Die steigende allgemeine Frequenzhäufigkeit
solcher Reaktionen kompliziert das Bild noch weiter.

Eine statistische Aufarbeitung ergibt aber noch folgendes: Vergleicht
man die Gesamtzahl der Reaktionen nach Dextran (7) und Gelatine (104)
mit der jeweiligen Gesamtzahl von Applikationen der Substanzen (Dextran 6.980, Gelatine 37.350), so ergibt sich bei einem Chi^2 von 6,777
ein p 0,01, d. h. mit einer Irrtumswahrscheinlichkeit von 1 % sind
anaphylaktoide Sofortreaktionen in unserem Material häufiger nach Gelatine als nach Dextran zu beobachten.

Vergleicht man die Häufigkeit der schweren Reaktionen in unserem Material nach Gelatine und Dextran in bezug auf die jeweilige Gesamtzahl der durchgeführten Infusionen, so ergibt sich kein signifikanter Unterschied (Chi^2 = 0,038). Bezieht man aber die Häufigkeit schwerer Reaktionen bei Gelatine und Dextran auf die Zahl aller aufgetretenen Reaktionen nach Gelatine und Dextran (111), so findet sich für unser Material ein Chi^2 von 4,493, d. h. p 0,05, d. h. mit einer Irrtumswahrscheinlichkeit von 5 % sind im Bezug auf die Gesamtzahl unserer anaphylaktoiden Sofortreaktionen nach Gelatine und Dextran die "schweren" Reaktionen nach Dextran häufiger als nach Gelatine. Einschränkend für diese Aussage ist allerdings das kleine Zahlenmaterial: 3 schwere auf 7 Dextranfälle, 25 schwere auf 104 Gelatinefälle.

Vorhersehbarkeit

Bei einem gravierenden Zwischenfall wie der anaphylaktoiden Sofortreaktion, die immer die Möglichkeit eines fatalen Ausganges bietet, kommt der Frage der Vorhersehbarkeit eine erhebliche Bedeutung zu. Leider müssen wir konstatieren, daß die Möglichkeit, eine solche Reaktion schon zu erwarten, praktisch nicht gegeben ist.

Die Frage z. B., ob schon früher ein Kontakt mit entsprechenden inkriminierten Substanzen vorgelegen hat, bringt nicht weiter. Etwa 50 % aller betroffenen Patienten unseres Materials hatten in den letzten 10 bis 15 Jahren überhaupt keine Anästhesie (Abb. 4). Die routinemäßige Erhebung einer allgemeinen Allergie- oder Überempfindlichkeitsanamnese führt in ca. 10 % aller Anästhesiefälle zu entsprechenden Angaben, d. h. bei mehr als 7.000 Patienten unseres Gesamtmaterials. Der Bezug auf bestimmte Substanzen bleibt meist unklar. Von den 170 anaphylaktoiden Sofortreaktionen machten 10 Patienten eine entsprechende Angabe (6 davon Penicillin). Gemessen an der großen Zahl von positiven anamnestischen Erhebungen, die keinerlei Reaktionen boten, ist der Wert dieser Angabe in diesem Zusammenhang sehr beschränkt.

Bei zwei Patienten mit Kontrastmittelzwischenfall außerhalb unserer Klinik brachten wir die verwendete Substanz in Erfahrung, prämedizierten mit Glukokortikoid und Antihistaminikum und sahen bei Verwendung der gleichen Substanz bei uns keinerlei Reaktion.

Von 24 Reaktionen nach Propanidid hatten nur zwei Patienten vorher sicher schon einmal Propanidid erhalten und boten dann ohne entsprechende Prämedikation eine anaphylaktoide Sofortreaktion. Andererseits haben wir zwei anderen Patienten dieser 24 Fälle mindestens ein Jahr nach der Reaktion wiederum Propanidid ohne Prämedikation verabfolgt und sahen keinerlei Reaktion.

Weitere 16 der 170 Fälle wurden im Berichtszeitraum von uns ein- oder mehrmals wieder anästhesiert. Wir ließen dabei nur die mutmaßlich induzierende Substanz weg und sahen in keinem Fall eine Reaktion.

Wir ziehen aus diesen einzelnen Erfahrungen den Schluß, daß eine brauchbare Vorhersehbarkeit nicht gegeben ist. Das steht im Einklang mit der Vorstellung, daß die anaphylaktoide Sofortreaktion in der Mehrzahl der Fälle eine nicht streng spezifische Reaktion ist. Darüber hinaus scheint die Bereitschaft zur Histaminliberation beim einzelnen Patienten in beiden Richtungen variabel zu sein. Neben der bekannten Erfahrungstatsache, daß Multitraumatisierte, Allgemeininfekte und Sepsis sowie Patienten nach durchgemachter Ra-Röntgenbestrahlung eine vermehrte Bereitschaft zur Histaminliberation zeigen, ist diese offenbar auch mit dem Verlauf anderer Erkrankungen und auch während

anaphylaktoide Sofortreaktion

Vorhersehbarkeit – Vermeidbarkeit

A **Substanzkontakt ?**   (ca. 50% erste Narkose)
seit 10-15 Jahren

B **Allergie-Anamnese?**   (allgemein ca.10%)

10 von 170 Fällen auf :
(6) Penicillin, Jod, Abführmittel, Pflanzen

C **Vorgabe Antihistaminikum ?**

Verteilung Prämedikation		Zahl Reaktionen	davon "schwer"	%
Reaktionen: Gesamt Prämed. Gruppe	ohne	12	7	58,3
ca.	Bellafolin	19	14	73,7
1 : 2.500 →	Dolantin/Bellafolin	7	3	42,9
1 : 340 →	Thalamonal/Bellafolin	95	24	25,3
1 : 550 →	Atosil/Bellafolin	37	15	40,5
	Σ	170	62	37%

Abb. 4. Vorhersehbarkeit und Möglichkeiten der Vermeidung von anaphylaktoiden Sofortreaktionen durch die Prämedikation

der gesunden Lebenszeit Schwankungen unterworfen. Wir wissen darüber leider noch sehr wenig, betrachten diese Möglichkeit aber als Hauptursache für die mangelhafte Vorhersehbarkeit.

Vermeidbarkeit

Aus dem Gesagten ergibt sich, daß für die Vermeidung von solchen Reaktionen im wesentlichen nur prinzipielle Maßnahmen zur Verfügung stehen. Bei der Vielzahl der induzierenden Substanzen scheint uns die Möglichkeit einer Eliminierung aus dem therapeutischen Arsenal nicht realisierbar.

Die von FREY und HUTSCHENREUTER im Deutschen Ärzteblatt gemachten Ausführungen über "Vorsichtsmaßnahmen bei der Anwendung kolloidaler Volumenersatzmittel" enthalten die Empfehlung: "Eine prophylaktische Gabe von Volumenersatzmitteln sollte unterlassen werden". Wir sind damit in Übereinstimmung der Meinung, daß für die Verwendung von Arzneimitteln immer eine überzeugende Indikation gegeben sein sollte. Solche Indikationen müssen auch immer wieder neu überdacht werden.

Nachdem auch die Möglichkeit der Auslösung einer anaphylaktoiden Sofortreaktion durch eine sehr rasche Infusion per se diskutiert wurde, scheint jedoch für diesen Gesichtspunkt lediglich die Menge Substanz/

Zeiteinheit, d. h. damit die Kontaktkonzentration am Ort der Histaminliberation, ausschlaggebend zu sein. Trotzdem hilft eine langsame Injektion oder Infusion der in Rede stehenden Substanzen ganz prinzipiell
den Beginn der Reaktion frühzeitiger zu erkennen. Wir meinen daher,
daß eine langsame Injektion oder Infusion als ein Verfahren der "bio-
logischen Testung" im Prinzip hilfreich sein könnte.

Eine routinemäßige i.v.-Vorgabe etwa einer Kortikoid-Antihistaminikum-
Kombination halten wir aufgrund unserer Erfahrungen und in Anbetracht
unserer Verlaufsergebnisse nicht für gerechtfertigt, auch nicht bei
Vorliegen einer allgemeinen Allergieanamnese. Nur in den Fällen, in
denen bei bekannter Auslösersubstanz diese im Wiederholungsfall nicht
vermieden werden kann (z. B. Röntgen-Kontrastmittel), greifen wir die
Möglichkeit einer gezielten Prophylaxe auf.

Andererseits haben wir unter der Vorstellung einer allgemeinen Prophylaxe seit 1972 die bis dahin geübte Prämedikation Thalamonal/Bella-
folin durch Atosil/Bellafolin ersetzt in der Vorstellung, daß im Atosil sowohl eine effektiv sedierende Prämedikation als auch ein effek-
tives Antihistaminikum gegeben ist. Die in der Abb. 4 mitgeteilten
Gesamtzahlen von Reaktionen, zahlenmäßiger und prozentualer Anteil
von "schweren" Reaktionen und Verhältnisse geben auf den ersten Blick
noch keine Auskunft über eine eventuelle Effektivität dieser Maßnahme.

Die statistische Berechnung ergibt jedoch folgendes:

1. Die Gesamtzahl der Reaktionen in den beiden Gruppen Thalamonal/Bel-
   lafolin und Atosil/Bellafolin (95 bzw. 37) im Bezug zur Gesamtzahl
   durchgeführter Anästhesien mit beiden Prämedikationstypen (32.355
   bzw. 20.547) ergibt ein Chi^2 von 6,061, d. h. p< 0,025, d. h. mit
   2,5 % Irrtumswahrscheinlichkeit finden sich in der Atosil/Bellafo-
   lin-Gruppe insgesamt weniger anaphylaktoide Sofortreaktionen als
   in der Thalamonal/Bellafolin-Gruppe. Das größere Verhältnis 1:550
   in der Atosilgruppe gegenüber 1:340 in der Thalamonalgruppe entspricht also einem signifikanten Unterschied.

2. Bei gleicher Prozentualität des Anteils "schwerer" Reaktionen an
   der Gesamtzahl in den beiden Gruppen Thalamonal/Bellafolin und Ato-
   sil/Bellafolin (24 von 95 = 0,07 %; 15 von 37 = 0,07 % und einem
   Chi^2 von 1,007) ergibt sich jedoch kein signifikanter Unterschied
   im Hinblick auf "schwere" Reaktionen in beiden Gruppen.

Wir möchten aus den Befunden den Schluß ziehen, daß durch Atosil in
der i.m.-Prämedikation offenbar die Gesamtzahl von anaphylaktoiden
Sofortreaktionen reduziert wird, aber nur auf Kosten der "mittelschweren" Fälle. "Schwere" Reaktionen setzen sich unbeeinflußt durch. Im-
merhin könnte diese Teilprophylaxe auch nützlich sein.

Therapieprinzipien

Die Abb. 5 zeigt links in einer schematischen Übersicht die Angriffspunkte der Glukokortikoide und Antihistaminika beim Vorgang der Histaminliberation (7). Danach hemmen die Glukokortikoide sowohl die Hista-
minbereitstellung wie die Liberierung aus Mast- und Endothelzellen,
während ihre Hemmwirkung an den Histaminrezeptoren fraglich ist. Die
Antihistaminika wiederum entfalten nur an den Histaminrezeptoren der
Erfolgsorgane ihre hemmende Wirkung. Für die weitere Metabolisierung
durch Histaminasen auf wenigstens sechs verschiedenen Wegen fehlen
bislang Kenntnisse über Substanzen, die etwa im Sinne einer Beschleu-
nigung therapeutisch verwendbar wären (5). Die Vorstellung, daß min-

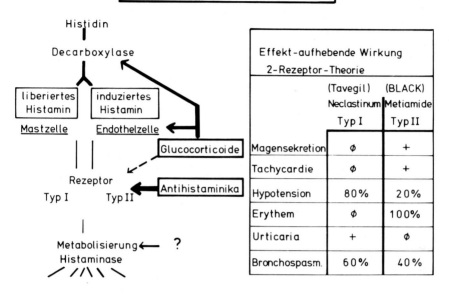

Abb. 5. Schema der Histaminliberation, Angriffspunkte der Therapie
sowie Wirkung verschiedener Antihistaminika nach der 2-Rezeptor-Theo-
rie (nach LORENZ und DOENICKE)

destens zwei verschiedene Histaminrezeptortypen vorliegen (1), erfährt
nach den Untersuchungen von BLACK mit dem Antihistaminikum Metiamide
eine starke Stützung (15). Rechts in der Abb. 5 zeigt die Skala der
antagonisierenden Wirkungen von Tavegil und Metiamide eine sich in allen Punkten ergänzende Verteilung. Danach müßte die neue Substanz, in
Kombination mit z. B. Tavegil verwendet, eine optimale Hemmwirkung
auf der Ebene der Histaminrezeptoren entfalten, die den Antihistaminika vom Typ des Tavegil allein bekanntermaßen fehlt. Leider ist die
Substanz noch nicht im Handel.

Ob der für die Behandlung des Asthma bronchiale im anfallsfreien In-
tervall verwendete sogenannte "Mastzellenprotektor" Antal (Disodium-
chromoglucat, Cromolyn) in diesem Zusammenhang eine Bedeutung hat, ist
nach unserer Kenntnis noch nicht in Erfahrung gebracht (30).

Dementsprechend ergibt sich zwangsläufig das in der Abb. 6 gegebene
Schema der Therapie bei der anaphylaktoiden Sofortreaktion: Nach so-
fortigem Stop der Zufuhr der inkriminierten Substanz wird über eine
Verweilkanüle zunächst ein Glukokortikoid (Prednisolon) in genügend
hoher Dosis (mindestens 100 mg) und danach ein Antihistaminikum appliziert. Die Gabe von Kalzium, Strophantin und Sauerstoff sollte
auch bei leichteren Fällen großzügig gehandhabt werden, sie ist zwingend bei schweren Reaktionen. Die Volumensubstitution richtet sich
nach dem Ausmaß der Hypotonie, die eventuelle Gabe von Adrenalin,
Alupent und Nachinjektion von Kortikoiden hängt im wesentlichen vom
Ausmaß des Bronchospasmus ab. Eine beabsichtigte Narkoseeinleitung
sollte, wenn eben möglich, durchgeführt werden; auch in Fällen, die
nicht zur Anästhesie anstehen, kann eine IT-Narkose nützlich sein,
zumindest sollte ausreichend sediert werden.

Therapie der anaphylaktoiden Sofortreaktion

Frühzeitige Erkennung !

STOP SUBSTANZZUFUHR
VERWEILKANÜLE
100-200 mg PREDNISOLON
ANTIHISTAMINIKUM
CALCIUM, STROPHANTHIN
O_2-ANREICHERUNG - O_2
Volumensubstitution -
Plasma
evtl. Adrenalin
IT - Narkose
Alupent
Cortico-
steroid
bis 1 g

Eile
tut
Not !

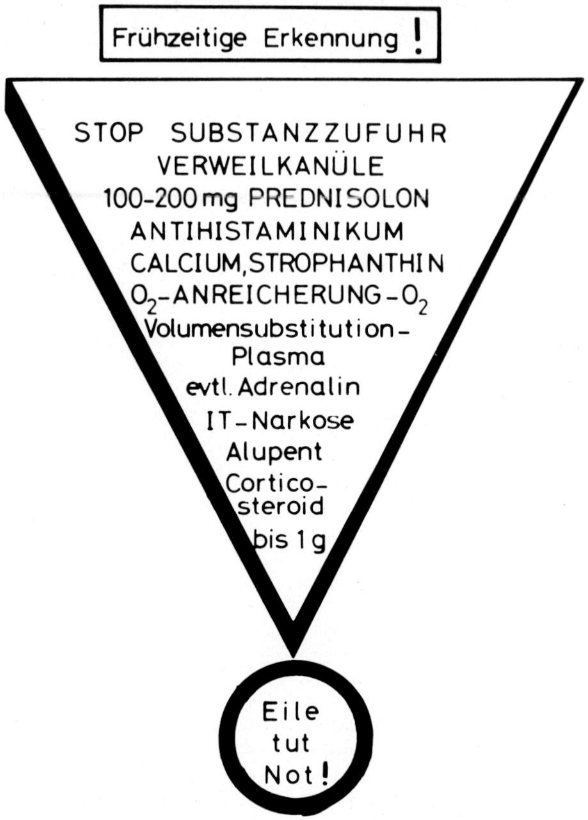

Abb. 6. Hauptprinzipien, Wertigkeit und daraus resultierende zeitliche Abfolge therapeutischer Maßnahmen bei anaphylaktoider Sofortreaktion

Der ganze Therapieablauf steht unter Zeitdruck, da insbesondere die Applikation von Kortikoiden und Antihistaminika einen Wettlauf mit der Histaminliberation darstellt.

Wir möchten an dieser Stelle ganz ausdrücklich auf die außerordentliche Wertigkeit einer möglichst frühzeitigen Erkennung des eben beginnenden Zwischenfalls hinweisen. Nach unserer Erfahrung mit anaphylaktoiden Sofortreaktionen außerhalb unseres eigenen Arbeitsbereiches, zu denen wir zugezogen wurden, glauben wir, daß die schwere Reaktion mit möglicherweise fatalem Ausgang nur zum Teil einer besonders starken Histaminliberation zur Last zu legen ist. Wir meinen, daß oft die Hauptursache im zu späten Erkennen und ungenügend rascher und konsequenter Therapie liegt.

Selbst für die selteneren Fälle von foudroyanten Reaktionen ohne nachweisbare Histaminliberation, die - wie anfangs dargelegt - vielleicht echte Anaphylaxien sein könnten, halten wir diesen Zusammenhang für wichtig. Unsere drei Todesfälle nach Penicillin jedenfalls machen das bei der epikritischen Detailanalyse des zeitlichen Ablaufs ebenso deutlich wie drei schwerste Kontrastmittelzwischenfälle, deren Reanimation nur eben gelang.

Zusammenfassende Schlußfolgerungen

1. Die anaphylaktoide Sofortreaktion auf eine stetig steigende Zahl von verschiedenen Substanzen zeigt in den letzten Jahren eine steile Häufigkeitszunahme.

2. Bei 170 eigenen Fällen in 12 Jahren waren 5 Todesfälle zu verzeichnen, während alle anderen Patienten den Zwischenfall ohne Folgen überstanden.

3. Es ergibt sich in unserem Material eine Prädisposition des weiblichen Geschlechts.

4. Die Vorhersehbarkeit einer anaphylaktoiden Sofortreaktion ist kaum gegeben.

5. Dementsprechend ist die Vermeidung schwierig, eine routinemäßige Anästhesieprämedikation unter Verwendung von Atosil könnte nützlich sein.

6. Neben dem bekannten Therapieschema wird besonders auf die Notwendigkeit der frühzeitigen Erkennung und raschen konsequenten Therapieanwendung bei der anaphylaktoiden Sofortreaktion hingewiesen.

Literatur

1. ASH, A. S. F., SCHILD, H. O.: Receptors mediating some actions of histamine. Br. J. Pharmac. Chemother. 27, 427 (1966).

2. BAUER, A., ÖSTLING, G.: Dextran induced anaphylactoid reactions in connection with surgery. Acta anaesth. scand., Suppl. 37, 182 (1970).

3. BITTER-SUERMANN, D.: Aktivierung des Komplementsystems - Ein Monopol des Immunkomplexes? Klin. Wschr. 50, 277 (1972).

4. BUDZKO, D., BOCKISCH, V. A., MÜLLER-EBERHARD, H. J.: A fragment of the third component of human complement with anaphylatoxin activity. Biochemistry 10, 1166 (1971).

5. BUFFONI, F.: Histaminase and related amine oxydases. Pharmacol. Rev. 18, 1163 (1966).

6. COCHRANE, C. G., MÜLLER-EBERHARD, H. J.: The derivation of two distinct anaphylatoxin activities from the third and fifth components of human complements. J. exp. Med. 127, 371 (1968).

7. DOENICKE, A., LORENZ, W.: Nachweis von Histaminfreisetzung bei hypotensiven Reaktionen nach Propanidid und ihre Prophylaxe und Therapie mit Corticosteroiden. Anaesthesiologie und Wiederbelebung, Bd. 74, p. 189. Berlin-Heidelberg-New York: Springer 1973.

8. DOENICKE, A., LORENZ, W., BEIGL, R., BEZECNY, H., UHLIG, G., KALMAR, L., PRAETORIUS, B., MANN, G.: Histamine release after intravenous application of short acting hypnotics. Brit. J. Anaesth. 45, 1097 (1973).

9. GOLDSTEIN, A., ARONOW, L., KALMAN, S. M.: Principles of drug action. New York-London: Harper & Row 1969.

10. HENSON, P. M., COCHRANE, C. G.: Immunological induction of increased vascular permeability. J. exp. Med. <u>129</u>, 167 (1969).

11. HEYMANS, C., NEIL, E.: Reflexogenic areas of the cardiovascular system. London: Churchill 1958.

12. KAHLSON, G., ROSENGREN, E.: New approaches to the physiology of histamine. Physiol. Rev. <u>48</u>, 155 (1968).

13. LANGREHR, D.: Soforttherapie und Narkose bei gynäkologischen und geburtshilflichen Notfällen in der Klinik. Anaesthesiologie und Wiederbelebung, Bd. 87, p. 18. Berlin-Heidelberg-New York: Springer 1975.

14. LICHTENSTEIN, L. M., GEWURZ, H., ADKINSON, N. F., SHIN, H. S., MERGENHAGEN, S. E.: Interactions of the complement system with endotoxic lipopolysaccharides: The generation of anaphylatoxin. Immunology <u>16</u>, 327 (1969).

15. LORENZ, W.: Histaminfreisetzung nach Infusion von Plasmasubstituten? - Ursache der anaphylaktoiden Reaktion in der Klinik? Kolloquium Hamburg-Eppendorf 15. Febr. 1975.

16. LORENZ, W., DOENICKE, A., HALBACH, S., KRUMEY, I., WERLE, E.: Histaminfreisetzung und Magensaftsekretion bei Narkosen mit Propanidid (Epontol). Klin. Wschr. <u>47</u>, 154 (1969).

17. LORENZ, W., DOENICKE, A., MEYER, R., REIMANN, H. J., KUSCHE, J., BARTH, H., GEESING, H., HUTZEL, M., WEISSENBACHER, B.: Histamine release in man by propanidid and thiopentone: Pharmacological effects and clinical consequences. Brit. J. Anaesth. <u>44</u>, 355 (1972).

18. LORENZ, W., SEIDEL, W., DOENICKE, A., TAUBER, R., REIMANN, H. J., UHLIG, R., MANN, G., DORMANN, P., SCHMAL, A., HÄFNER, G., HAMELMANN, H.: Elevated plasma histamine concentrations in surgery: Causes and clinical significance. Klin. Wschr. <u>52</u>, 419 (1974).

19. LORENZ, W., DOENICKE, A., MESSMER, K., REIMANN, H. J., THERMANN, M., LAHN, W., BERR, J., SCHMAL, A., DORMANN, P., REGENFUSS, P., HAMELMANN, H.: Histamine release in human subjects by modified gelatin (Haemaccel) and dextran: Explanation for anaphylactoid reactions observed under clinical conditions? Brit. J. Anaesth. (submitted for publication).

20. LORENZ, W., DOENICKE, A., MEYER, R., REIMANN, H. J., KUSCHE, J., BARTH, H., GEESING, H., HUTZEL, M., WEISSENBACHER, B.: An improved method for the determination of histamine release in man: Its application in studies with propanidid and thiopentone. Europ. J. Pharmacol. <u>19</u>, 180 (1972).

21. LORENZ, W., DOENICKE, A.: Biochemie und Pharmakologie der Histaminfreisetzung durch intravenöse Narkosemittel und Muskelrelaxantien. In: Anaesthesiologie und Wiederbelebung <u>74</u>, 179 (1973).

22. LORENZ, W., DOENICKE, A., MESSMER, K., REIMANN, H. J.: Histamine release in man and dog by plasma substitutes. Acta pharmacol. toxicol. <u>29</u>, Suppl. 4, 31 (1971).

23. LORENZ, W., DOENICKE, A., REIMANN, H. J., THERMANN, M., TAUBER, R., SCHMAL, A., DORMANN, P., HENSEL, H., HAMELMANN, H., WERLE, E.: Plasma histamine determination in man and dog following the in-

fusion of plasma substitutes: Models for histamine release under pathophysiological conditions. Agents and Actions 3, 183 (1973).

24. LORENZ, W., REIMANN, H. J., BARTH, H., KUSCHE, J., MEYER, R., DOENICKE, A., HUTZEL, M.: A sensitive and specific method for the determination of histamine in human whole blood and plasma. Hoppe-Seylers Z. physiol. Chem. 353, 911 (1972).

25. LORENZ, W., BARTH, H., THERMANN, M., SCHMAL, A., DORMANN, P., NIEMEYER, I.: Fluorometric histamine determination in canine plasma under normal conditions, following application of exogenous histamine, and during histamine release by Haemaccel. Hoppe-Seylers Z. physiol. Chem. 355, 1097 (1974).

26. LORENZ, W., BARTH, H., SCHMAL, A., NIEMEYER, I., DORMANN, P.: o-Phthaldialdehyde reactive substance in dog's plasma and gelatin (Haemaccel) complicating the determination of his tamine. Agents and Actions 4, 206 (1974).

27. LORENZ, W., BARTH, H., KARGES, H. E., SCHMAL, A., DORMANN, P., NIEMEYER, I.: Problems in the assay of histamine release by gelatin: o-Phthaldialdehyde-induced fluorescence, inhibition of histamine methyltransferase and H_1-receptor antagonism by Haemaccel. Agents and Actions 4, 324 (1974).

28. LORENZ, W., THERMANN, M., MESSMER, K., SCHMAL, A., DORMANN, P., KUSCHE, J., BARTH, H., TAUBER, R., HUTZEL, M., MANN, G., UHLIG, R.: Evaluation of histamine elimination curves in plasma and whole blood of several circulatory regions: A method for studying kinetics of histamine release in the whole animal. Agents and Actions 4, 336 (1974).

29. NEWBALL, H. H., KEISER, H. R.: Relative effects of bradykinin and histamine on the respiratory system of man. J. appl. Physiol. 35, 552 (1973).

30. NOLTE, D.: Pathogenese und Therapie der Bronchokonstriktion. Med. Welt. 26, 639 (1975).

31. PEPYS, M. B.: Role of complement in induction of allergic response. Nature New Biol. 237, 157 (1972).

32. PORTER, J. F., MITCHELL, R. G.: Distribution of histamine in human blood. Physiol. Rev. 52, 361 (1972).

33. RICHTER, W.: Absence of immunogenic impurities in clinical dextrane tested by passive cutaneous anaphylaxis. Int. Arch. Allergy 39, 469 (1970).

34. RICHTER, W.: Micromethod of immunochemical quantitation of dextrane and studies on role of antigen size in single radial immunodiffusion. Int. Arch. Allergy 43, 1 (1972).

35. RING, J., SEIFERT, J., LAB, G., COULIN, K., BRENDEL, W.: Humanalbuminunverträglichkeit: klinische und immunologische Untersuchungen. Klin. Wschr. 52, 595 (1974).

36. VOGT, W.: The anaphylatoxin-forming system. Ergebn. Physiol. 59, 160 (1967).

Absolute und relative Indikationen für die Anwendung kolloidaler Volumenersatzlösungen

Von J. Kilian und F. W. Ahnefeld

Jede ärztliche Handlung setzt eine klare Indikation für diese Tätigkeit voraus. Dieser an und für sich selbstverständliche Tatbestand soll und muß am Anfang meines Referates stehen. Die aufgrund vermehrter Berichte über Unverträglichkeitsreaktionen nach Infusionen von kolloidalen Volumenersatzmitteln, speziell Dextranen, aufgetretene allgemeine Unsicherheit war für uns Anlaß, erneut zur Frage der Indikation zur Infusion Stellung zu nehmen.

Klar umrissen ergeben sich folgende Fragen:

A. Haben die heute auf dem Markt befindlichen kolloidalen Volumenersatzmittel spezifische Wirkungen und unterscheiden sie sich dadurch voneinander?
B. Welche Indikationen für die Anwendung dieser Lösungen kennen wir, und haben sie als absolut oder relativ in bezug auf die Anwendung eines bestimmten Volumenersatzmittels zu gelten?
C. Kommen bestimmten Kolloiden spezifische Nebenwirkungen zu?

Zu A.: Spezifische Wirkungen der künstlichen Kolloide

Es erscheint unnötig, hier die verschiedenen künstlichen Kolloide noch einmal im einzelnen zu charakterisieren. Es werden heute eingesetzt Präparate auf der Basis von Gelatine, Dextran und Hydroxyäthylstärke. Dazu kommt noch als Volumenersatzmittel die Elektrolytinfusion, z. B. die Ringer-Laktat-Lösung. Während das Ringer-Laktat wegen seiner kurzen intravasalen Verweildauer eine ständige Infusion erfordert, ohne daß dadurch die Perfusion vasokonstringierter Gebiete wesentlich verbessert wird, während die Gelatinepräparate zumindest über einen Zeitraum von etwa 90 min eine intravasale Persistenz aufweisen, können wir bei den Dextranpräparaten, aber auch bei der Hydroxyäthylstärkelösung in der jetzigen Form von einer intravasalen Wirkung ausgehen, die die 4-Stunden-Grenze erreicht, z. T. auch beträchtlich überschreitet.

Neben dieser primären, vordergründigen Aufgabe des Volumenersatzes konnte vor allem die Arbeitsgruppe um MESSMER darüber hinaus noch andere spezifische Wirkungen nachweisen. Demnach beeinflussen speziell die Dextrane die gestörten Fließeigenschaften des Blutes, indem sie über eine Erhöhung des mikrozirkulatorischen Druckgradienten und eine Senkung der lokalen Hämatokritkonzentration Erythrozytenaggregate und Perfusionsverteilungsstörungen beseitigen. Die Viskositätssenkung durch Hämodilution und die daraus resultierende Erniedrigung des Strömungswiderstandes setzt jedoch eine stabile Volumenwirkung voraus.

Ein weiterer spezifischer Effekt der Dextrane ist in ihrer inzwischen vielfach nachgewiesenen thromboseprophylaktischen Wirkung zu sehen. Ob es sich hierbei um eine Wirkung auf der Basis der Hämodilution handelt oder um einen dextranspezifischen Einfluß auf die Thrombozytenfunktion, sei dahingestellt.

Die erste der oben angeführten Fragen muß nach diesen Feststellungen mit "Ja" beantwortet werden; es bestehen spezifische Unterschiede zwischen den einzelnen Kolloiden, die einen Austausch untereinander

ohne Abstriche in bezug auf die gewünschte Wirkung nicht erlauben.
Der Vollständigkeit halber sei hier betont, daß - abgesehen von der
stabilen Volumenwirkung - über die Hydroxyäthylstärkelösung noch keine Literatur vorliegt, die entsprechende Wirkungen auf die Mikrozirkulation, aber auch auf die Thromboseprophylaxe bestätigte oder aus-
schlösse.

<u>Zu B.:</u> Indikationen für kolloidalen Volumenersatz

Aus dem bisher Gesagten ergeben sich unschwer die Indikationen für
die Anwendung künstlicher Kolloide.

Indikationen für kolloidalen Volumenersatz:
1. intravasaler Verlust,
2. Mikrozirkulationsstörungen,
3. Hämodilution,
4. Thromboseprophylaxe,
5. relativer Volumenmangel,
6. kombinierte Flüssigkeitsverluste.

Bis vor kurzem konnten alle hier angeführten Indikationen ohne Einschränkung voll bestätigt werden. Aufgrund der allseits bekannten Berichte über das Auftreten von Unverträglichkeitsreaktionen und der
daraus resultierenden Warnung der Deutschen Arzneimittelkommission
(Dtsch. Ärztebl. <u>72</u>, 637 (1975)) muß diese Aufstellung überprüft werden. In der Veröffentlichung heißt es u. a.: "Wegen der möglichen
schweren Überempfindlichkeitsreaktionen muß bei der Anwendung von
kolloidalen Volumenersatzmitteln eine strenge Indikationsstellung erfolgen. Die Indikation für die Anwendung sollte nachgewiesener Volumenmangel sein". Und weiter: "Eine prophylaktische Gabe (wie oft vor
der Einleitung der Narkose) sollte unterlassen werden".

1. Unter Berücksichtigung dieser Empfehlung kann der Ausgleich eines
   Volumenmangels weiterhin als absolute Indikation gelten.

2. Während uns für den Volumenersatz mehrere künstliche Kolloide zur
   Verfügung stehen, ist die therapeutische Wirksamkeit bei vorliegenden Mikrozirkulationsstörungen bisher nur für Dextrane schlüssig nachgewiesen. Es kann kein Zweifel bestehen, daß der Einsatz
   von Kolloiden auch hier weiterhin als absolut indiziert bezeichnet
   werden muß.

3. Die in den letzten beiden Jahren mit steigenden Fallzahlen wiederholt vorgetragenen guten Ergebnisse und Erfahrungen bei präoperativer Hämodilution lassen erwarten, daß auch diese Indikation als
   absolut bezeichnet werden kann. Es erscheint eine endgültige Stellungnahme hierzu noch zu früh, jedoch stellt die Einsparung jeder
   Blutkonserve einen großen Fortschritt dar, betrachtet man die
   wahrhaft bedrückenden Zahlen über die Hepatitishäufigkeit nach
   Transfusionen.

4. Die Wirkung des Dextrans in der Thromboseprophylaxe kann aufgrund
   zahlreicher Publikationen als bewiesen angesehen werden. Die Untersuchungen lassen keinen Zweifel daran, daß diese Eigenschaft
   unter den künstlichen Kolloiden lediglich den Dextranen zukommt;
   für die Hydroxyäthylstärke fehlt wegen der Kürze der Zeit, die diese Lösung auf dem Markt ist, noch jegliche Publikation zu dieser
   Wirkung. Ohne Zweifel stehen äquipotente Behandlungsmöglichkeiten
   zur Verfügung. Wie aus dem Beitrag von GRUBER jedoch hervorgeht,
   liegt die Komplikationsrate und die Zahl der Kontraindikationen

bei den Alternativen höher. Unter Abwägung der bekannten Risiken
und in Kenntnis der z. Z. vorliegenden Literatur kann auch die
Thromboseprophylaxe als Indikation für die Anwendung von Dextran
gelten.

5. Am schwierigsten ist die Frage nach der Indikation bei relativem
Volumenmangel zu beantworten. Gleichen wir z. B. bei älteren Patienten einen eben noch kompensierten Flüssigkeits- und Volumenmangel präoperativ nicht aus, kann es während der Narkoseeinleitung zu durchaus lebensbedrohlichen Symptomen von seiten des Herz-
Kreislauf-Systems kommen. In der klinischen Routine wird es häufig
nicht möglich sein, den tatsächlich vorliegenden präoperativen Volumenmangel abzuschätzen, so daß man auch hier, zumindest in Einzelfällen mit begründetem Verdacht, den relativen Volumenmangel
als absolute Indikation zur Infusion kolloidaler Lösungen dekla-
rieren muß.

Selbstverständlich kommt hier, ebenso wie bei kombinierten Flüssig-
keitsverlusten, den Elektrolytlösungen ebenfalls eine wichtige Rolle zu. Man wird sie dann bevorzugt einsetzen, wenn mit hoher Wahrscheinlichkeit ein Flüssigkeitsdefizit im Extrazellulärraum besteht
und von dort her eine Einschränkung der Leistungsbreite zu befürchten ist. Setzen wir die Elektrolytlösungen aber als Volumenersatz
ein, müssen wir speziell bei älteren Leuten mit einer eingeschränk-
ten kardialen Leistungsbreite rechnen, die aufgrund der notwendi-
gerweise rasch zu infundierenden großen Flüssigkeitsmenge leicht
zu einer Dekompensation des Herz-Kreislauf-Systems führen kann.

In diesem Zusammenhang ist auf die Bedeutung der körpereigenen kolloidalen Substanzen einzugehen. Mit dem Humanalbumin, der PPL-Lösung und
der Serumkonserve stehen uns durchaus vollwertige Alternativen zur
Verfügung - soweit es den Volumenersatz und den relativen Volumenmangel betrifft. So sehr ein vermehrter Einsatz dieser Präparate zu
befürworten ist, muß doch Klarheit darüber bestehen, daß ein Ersatz
der künstlichen Kolloide durch körpereigene Kolloide weder von der
zur Verfügung stehenden Menge noch von der finanziellen Belastung her
realisierbar ist.

Als letztes sind noch die spezifischen Indikationen zu nennen, z. B.
in der Angiologie und Neurologie, die sich ebenfalls des Dextranef-
fektes auf die Mirkozirkulation bei Durchblutungsstörungen bedienen.

Zu C.: Spezifische Nebenwirkungen

Die bisher vorliegenden Untersuchungen lassen erkennen, daß bisher
weder die Ursachen für die Unverträglichkeitsreaktionen nach Dextranen
bekannt sind, noch Verfahren existieren, das Risiko des Auftretens
von Nebenwirkungen vor Beginn einer Therapie zu erfassen. Interessant
erscheint in diesem Zusammenhang jedoch die Beobachtung, daß bisher
noch keine Zwischenfälle aufgetreten sind bei frisch Traumatisierten,
die einer massiven Volumensubstitution bedurften. Wir selbst haben
keine Erklärung dafür, als Hypothese ist eine protektive Wirkung durch
den bei diesen Patienten erhöhten Adrenalinspiegel zu diskutieren. Beachten sollte man weiterhin den Hinweis, daß die Reaktionen abgeschwächt
aufzutreten scheinen, wenn die Infusionen in Narkose erfolgen. Besteht
die Möglichkeit, sollte man daher die Infusion eines künstlichen Kolloids immer erst nach Narkoseeinleitung beginnen. Selbstverständlich
müssen wir jedoch auch in Narkose mit dem Auftreten von anaphylaktoiden Reaktionen rechnen.

Die Untersuchungen von LORENZ und die Ergebnisse, die heute vorgetragen wurden, lassen es als sehr wahrscheinlich erscheinen, daß die Nebenwirkungen verschiedener künstlicher Kolloide auf unterschiedlichen Mechanismen beruhen. Die Freisetzung von Histamin, die für die Reaktionen nach Infusion von Gelatinepräparaten verantwortlich gemacht wurde, ließ sich bei Dextranunverträglichkeit nicht nachweisen.

Tabelle 1. Therapieschema bei Auftreten von anaphylaktoiden Reaktionen

---

1. Suprarenin[R] (Adrenalin) 1:1.000, 0,05 - 0,1 ml alle 30 - 60 sec i. v. (cave Herzrhythmusstörungen), bei intravenöser Applikation Verdünnung 1:10 empfehlenswert.

2. Antihistaminika langsam i. v. (z. B. Tavegil[R]).

3. Prednisolon 100 - 250 mg i. v., evtl. mehrmals.

4. Therapie mit Volumenersatzmitteln auf anderer Basis unter Zusatz hierfür geeigneter Medikamente.

Dennoch sollte vorsichtshalber zum Therapieschema bei Auftreten von anaphylaktoiden Reaktionen die Gabe von Antihistaminika gehören. Als Erstmaßnahme hat sich jedoch bei schweren Komplikationen die i. v.-Gabe von Adrenalin bewährt. An zweiter Stelle ist die Injektion von Antihistaminika zu nennen, als drittes erscheint die Therapie mit Kortikosteroiden, z. B. Prednisolon, angezeigt. Daß eine evtl. notwendige Fortsetzung der Volumensubstitution mit einem anderen Kolloid durchzuführen ist, kann als selbstverständlich angesehen werden.

Es scheint noch nicht endgültig entschieden zu sein, inwieweit es sich um eine echte Zunahme der Unverträglichkeitsreaktionen handelt, oder ob die Zahl der Berichte parallel zum steigenden Verbrauch von Dextranen angestiegen ist. Dennoch müssen die Ursachen ohne Zweifel erforscht werden. Der Mechanismus der Unverträglichkeitsreaktionen erscheint bisher noch nicht aufgeklärt. Auf eines muß jedoch in aller Deutlichkeit hingewiesen werden: Wenn heute von der Infusion von Dextranen abgeraten wird, mit der Begründung, daß in der Hydroxyäthylstärke ein nebenwirkungsfreies Präparat zur Verfügung stünde, sei an die Aussage von THOMPSON und BALLINGER im Jahre 1966 erinnert, wonach Schlußfolgerungen über Nebenwirkungsfreiheit erst dann gezogen werden sollten, wenn sich die Erfahrungen auf Millionen von Infusionen stützen.

Unabhängig davon, ob Nebenwirkungen bekannt wurden oder nicht, ist es zwingend notwendig, daß jeder Arzt, der kolloidale Volumenersatzmittel anwendet, die Möglichkeit dieser Komplikation und die dabei auftretenden Symptome kennt. Er muß weiterhin die nötigen therapeutischen Maßnahmen kennen und jederzeit durchführen können und - last but not least - ist heute notwendiger denn je die klare Indikationsstellung entscheidend wichtig.

Ergänzend zu der Stellungnahme der Deutschen Arzneimittelkommission sehen wir eine absolute Indikation zur Gabe von künstlichen Kolloiden nicht nur bei akutem Volumenmangel, sondern auch zur Therapie nachgewiesener Mikrozirkulationsstörungen, zur Durchführung der präoperativen Hämodilution und - in Einzelfällen - bei Vorliegen von relativem Volumenmangel. Wir sind heute noch weit davon entfernt, auf den Einsatz kolloidaler Volumenersatzmittel verzichten zu können; unsere Verpflichtung besteht darin, die Indikationen schärfer abzugrenzen, die Symptome der Nebenwirkungen zu kennen und die notwendigen Therapiemaßnahmen sofort durchführen zu können.

Zusammenfassung der Diskussion zum Thema:
„Indikation, Wirkung und Nebenwirkung kolloidaler Volumenersatzmittel

Diskussionsleitung: F. W. Ahnefeld, Ulm und K. Steinbereithner, Wien

Die folgende Darstellung ist als Ergebnis einer ausführlichen Ausspra-
che zu werten, an der sich neben den Referenten auch Teilnehmer des
Symposions beteiligt haben. Es ging in der Diskussionsrunde darum, die
wichtigsten Fragen, die in den einzelnen Referaten bereits besprochen
wurden, zu präzisieren und allgemein gültige Aussagen zu formulieren.
Da die Diskussionszeit limitiert war, stand im Vordergrund der Aus-
sprache die Abklärung der Nebenwirkungen kolloidaler Volumenersatzmittel und die daraus abzuleitenden Empfehlungen für die Indikationsstellung, aber auch die Soforttherapie von Nebenreaktionen.

ZUM THEMA: HÄMODILUTION

FRAGE:
Aus den Beiträgen von MESSMER und PETER geht hervor, daß in München
und Mannheim umfangreiche experimentelle und klinische Erfahrungen mit
der Hämodilution vorliegen. Reichen diese Befunde und Erfahrungen aus,
um diese vom Prinzip her wichtige neue Methode generell zu empfehlen
und einzuführen, oder wird zur Zeit noch ein diagnostischer Aufwand
benötigt, der nur in größeren Kliniken sichergestellt werden kann?
Wäre es möglich, eine Abstufung in der Methode der Hämodilution anzu-
geben und eine erste Stufe auch für die übrigen Kliniken zu empfehlen?
Wo liegen die Grenzwerte und welche Labordaten sind als unabdingbar zu
fordern?

ANTWORT:
Inzwischen wird die Methode der Hämodilution, wie sie von den Referenten vorgetragen wurde, nicht nur an den Kliniken in München und Mannheim, sondern darüber hinaus an zahlreichen anderen, auch an kleineren
Krankenhäusern mit Erfolg angewandt.

Für die Einführung der Methode sind selbstverständlich bestimmte Voraussetzungen zu fordern.

1. Eine ausreichende Information im Schrifttum. Hierfür sind zu empfehlen:
a) die Ergebnisse des 2. Internationalen Hämodilutionssymposion, Te-
   gernsee. Oktober 1974. Erschienen in Bibliotheca haematologica,
   Vol. 41, Karger-Verlag, 1975;

b) Mikrozirkulation, in der Schriftenreihe Klinische Anästhesiologie
   und Intensivtherapie, Bd. 5, Springer-Verlag, 1974.

2. Neben der Literaturinformation bietet es sich an, Erfahrungen in
der Durchführung dieser speziellen Methode an den angegebenen Zentren
persönlich zu sammeln, um Details im Hinblick auf
a) die Entnahme und Zufuhr,
b) die intra- und postoperative Überwachung
zu erlernen. Ein solcher Weg ist dringend anzuraten, da die Zahl der
Komplikationen damit verringert werden kann.

3. Jeder, der diese Methode anwendet, sollte - trotz der eben genannten Vorbedingungen - zunächst mit einer limitierten Hämodilution, d. h. mit der Entnahme und Zufuhr von ca. 1.000 ml, beginnen. Dabei wird ein Hämatokritwert von 30 % nicht unterschritten. Von entscheidender Bedeutung ist der Hinweis, daß die Ausgangssituation des Patienten in bezug auf die Hb- und Hk-Werte und die Leistungsfähigkeit der vitalen Funktionen in ausreichender Weise vor Einleitung einer Hämodilution definiert werden müssen. Erst wenn in einem Team genügend Erfahrungen mit dieser begrenzten Hämodilution gesammelt wurden, kann die Entnahme und Zufuhr auf 1.500 - 2.000 ml erhöht werden. Unter Beurteilung der bis jetzt vorliegenden Ergebnisse und unter Beachtung der in der Literatur niedergelegten Kontraindikationen sollte jedoch ein Hämatokritwert von 25 % nicht unterschritten werden.

4. Bei Anwendung der Methode der Hämodilution muß unabdingbar eine kontinuierliche Kontrolle des Blutdruckes, der Herzfrequenz, der EKG-Überwachung und der Hämatokritwerte sichergestellt sein.

Von besonderer Wichtigkeit ist die ausreichende Kontrolle der entnommenen Blutmenge. Hierfür reichen bereits einfache Hilfsmittel, wie eine Küchen- oder Federwaage, aus. Ohne eine solche Kontrollmöglichkeit kann es sehr leicht zu einer Hypovolämie kommen. Bei der Durchführung einer Hämodilution ist es aber von entscheidender Wichtigkeit, daß eine Hypovolämie vermieden wird, da bei einem Volumendefizit verständlicherweise die notwendige O_2-Versorgung sehr rasch nicht mehr gewährleistet ist. Es müssen in jedem Falle zwei ausreichend dimensionierte Venülen für die Entnahme und die Zufuhr vorhanden sein.

Unter den genannten Bedingungen ist die angestrebte Hämodilution innerhalb von 15 - 20 min zu erreichen.

Werden die hier genannten Vorbedingungen eingehalten, so ist die Methode der Hämodilution auch an kleineren Krankenhäusern anwendbar. Gerade hier bestehen ja häufig die größten Probleme mit einer ausreichenden Blutversorgung. Abgesehen davon gelten auch hier die Regeln, die in dem Beitrag von MESSMER aufgestellt wurden, um homologes Blut einzusparen.

Der besondere Vorteil der Hämodilution ist darin zu sehen, daß das autologe, also das entnommene Blut direkt beim Patienten steht und jederzeit die Möglichkeit der Retransfusion gegeben ist, wobei dann sofort die wesentlichen Vorteile des autologen Blutes gegenüber homologem Blut zum Tragen kommen. Gerade in der Einarbeitungszeit soll, wenn sich Dysregulationen anbahnen, das entnommene Blut sofort retransfundiert werden.

FRAGE:
Treten bei der in München und Mannheim durchgeführten Technik der Hämodilution vermehrt Blutungen auf; wo liegt der Grenzwert der Hämodilution bei Blutungskomplikationen und welche Maßnahmen sind dann angebracht?

ANTWORT:
Es ist grundsätzlich zu unterscheiden zwischen einer tatsächlich vermehrten Blutung oder einer verstärkten kapillären Blutung als Folge einer guten Perfusion. Die verstärkte kapilläre Blutung ohne nachweisbaren Hämostasedefekt tritt dann auf, wenn optimale Fließeigenschaften des Blutes als Voraussetzung für eine optimale kapilläre Perfusion geschaffen werden. Die Hämodilution bewirkt fraglos eine verbesserte Perfusion und damit eine vermehrte kapilläre Blutung. Auch der Chirurg muß sich an diese veränderte Situation gewöhnen. Er führt aufgrund der

Erfahrungen von MESSMER im allgemeinen nach kurzer Einarbeitungszeit
eine subtilere und damit effektivere Blutstillung durch.

In einer Untersuchung der Münchner Arbeitsgruppe wurden unter anderem
auch bei fünf Patienten mit Leberresektionen exakte Gerinnungsanalysen
durchgeführt. Es zeigte sich, daß bei der in München üblichen Hämodilution clotting time, PT und PTT im Normbereich lagen, die Thrombozyten und das Fibrinogen einen Abfall zeigten, jedoch in keinem Falle
die kritischen Grenzwerte erreicht wurden. Die Münchner Arbeitsgruppe
hat bisher keine Blutungsprobleme gesehen. Sie weist jedoch darauf
hin, daß sich urologische Patienten in den Reaktionen des fibrinolytischen Systems von Patienten der Allgemeinchirurgie unterscheiden.

Bis zur Abklärung dieser speziellen Fragestellung gilt die Empfehlung,
daß bei urologischen Patienten die Hämodilution auf maximal 1,5 l limitiert bleiben sollte.

Die Mannheimer Arbeitsgruppe hatte am Anfang Blutungsprobleme, als zur
Hämodilution ausschließlich Dextran verwendet wurde. In diesen Fällen
wurde jedoch die vertretbare Dextrandosis (1,5 g/kg/Tag) entweder bereits durch die Hämodilution, oder aber durch eine postoperative Dextraninfusion überschritten. Aus diesem Grunde wird in Mannheim heute
Albumin und Dextran im Verhältnis 1:1 angewendet. Unter diesen Voraussetzungen werden die Grenzwerte nicht mehr erreicht, Blutungsprobleme
treten nicht mehr auf. PETER weist darauf hin, daß die Operateure bei
der Blutstillung infolge der verbesserten kapillären Perfusion und der
dadurch vermehrten kapillären Blutung eine andere Technik anwenden;
bei diesen Patienten wird mehr getupft als abgesaugt. Für die Beurteilung des Blutverlustes und die daraus resultierende Substitutionstherapie (Erhaltung der Normovolämie) ist diese Technik besonders zu beachten. Als Faustregel kann gelten, daß etwa die gleiche Menge, die
im Sauger nachgewiesen wird, nochmals als Verlustquote durch das Tupfen
einzukalkulieren ist.

Beide Arbeitsgruppen sind sich darüber einig, daß für die Einarbeitung
in die Methode der Hämodilution zunächst nur Albuminlösungen verwendet
werden sollten, bei Vorliegen ausreichender Erfahrungen ist dann der
Übergang auf das angegebene Mischungsverhältnis mit kolloidalen Volumenersatzmitteln möglich.

FRAGE:
Bei der Auflistung der Kontraindikationen interessiert, ob Patienten
mit eingeschränkter Lungenfunktion hämodiluiert werden können? Von
gleichem Interesse ist die Frage, ob eine eingeschränkte Nierenfunktion eine Kontraindikation für die Hämodilution darstellt?

ANTWORT:
Bei allen chronisch restriktiven und obstruktiven Lungenveränderungen
ist selbstverständlich besondere Vorsicht geboten, da bei diesen Patienten besonders die Gefahr einer arteriellen Hypoxämie besteht. Dagegen liegen inzwischen Untersuchungen an Patienten vor, die als Folge einer Lungenerkrankung primär oder sekundär Polyzythämien hatten.
Hier wirkte sich die Hämodilution durch die induzierte Viskositätssenkung besonders günstig aus.

Insgesamt sind die Erfahrungen bei Vorliegen pulmonaler Erkrankungen
noch zu gering, so daß die Indikation zur Hämodilution entsprechend
vorsichtig gestellt werden muß. Werden Patienten mit eingeschränkter
Lungenfunktion hämodiluiert, so gehört zu den obligatorischen Messungen selbstverständlich die häufige Bestimmung des arteriellen PO_2-
Wertes.

Bei der Hämodilution steigt die Urinausscheidung an, und zwar aufgrund der parallel zur Zunahme des Herzminutenvolumens deutlich ansteigenden Nierenperfusion. Geringe oder mittelgradige Einschränkungen der Nierenfunktion stellen daher aufgrund der vorliegenden Ergebnisse keine Kontraindikation für die Hämodilution dar. Exakte Überwachung der Nierenfunktion und konstante Normovolämie stellen auch hier entscheidende Voraussetzungen dar.

FRAGE:
Herr PETER hat in seinem Beitrag darauf hingewiesen, daß in der postoperativen Phase auch Globuline ersetzt werden sollten. Aus welchem Grunde wird diese Indikation gestellt, geht es insbesondere um die Verhinderung von Wundheilungsstörungen?

ANTWORT:
Bei der Durchführung einer Hämodilution ist selbstverständlich vorher der Gesamtproteingehalt zu berücksichtigen. Als Grenzwert sind 5 g% zu nennen. Bei einer präoperativ nachgewiesenen Hypoproteinämie wird man die Hämodilution selbstverständlich nur mit Albumin durchführen.

Die postoperative zusätzliche Substitution von Globulinen ist nur dann nötig, wenn bereits präoperativ eine Hypoproteinämie bestanden hat.

Umfangreiche Untersuchungen ergaben, daß für das Auftreten von Wundheilungsstörungen sicher nicht die Zahl der Erythrozyten, der Hb- oder Hk-Wert entscheidend sind. Entscheidend ist einzig und allein eine intakte Mikrozirkulation, d. h. die Sicherung normaler PO_2-Werte auch im Wundbereich. Aus diesem Grunde wird durch die Hämodilution die Wundheilung sogar begünstigt.

FRAGE:
Sind bei der Methode der Hämodilution Veränderungen im Sinne der "fluid lung" zu befürchten?

ANTWORT:
Bei Verwendung von Albuminen oder volumenwirksamer künstlicher Kolloide, wie Dextran, sind Veränderungen dieser Art bisher nie beobachtet worden.

FRAGE:
Es wurde festgestellt, daß infolge der verbesserten Nierenperfusion mit einer höheren Urinausscheidung zu rechnen ist. Welche zusätzlichen Maßnahmen sind im Rahmen der postoperativen Substitution notwendig?

ANTWORT:
Die vermehrten Verluste an Wasser und Elektrolyten müssen selbstverständlich in Form einer sorgfältigen Bilanz ausgeglichen werden. Besonders zu beachten ist, daß nach Durchführung der Hämodilution vermehrte Verluste an Kalium auftreten, d. h. zu der üblichen Substitutionsrate von Kalium sind täglich zusätzlich etwa 20 - 40 mval Kalium erforderlich.

ZUM THEMA: INDIKATIONEN UND NEBENWIRKUNGEN KOLLOIDALER VOLUMENERSATZ-
MITTEL

Kolloidale Volumenersatzmittel, insbesondere das Dextran, haben in den
zurückliegenden Jahren einen festen Platz nicht nur im Bereich der Volumensubstitution eingenommen. Die in letzter Zeit beobachteten, zum
Teil gravierenden Nebenwirkungen haben zu Publikationen geführt, die
eine erneute Überprüfung der Indikationsstellung, zumindest eine Zwischenbilanz über das heute vorliegende Wissen erfordern. Die Deutsche
Arzneimittelkommission hat sich unter diesen Gegebenheiten verpflich-
tet gefühlt, Hinweise über das Auftreten von Nebenwirkungen zu publi-
zieren. Diese Publikation hat aber auch, sicher ungewollt, zu einer
Verunsicherung in der täglichen Praxis geführt.

Es sollte die wesentlichste Aufgabe der folgenden Diskussion sein, zu
klären, bei welchen Indikationen und unter welchen Bedingungen die Anwendung kolloidaler Volumenersatzmittel auch weiterhin vertretbar ist,
schon alleine, um die daraus resultierenden rechtlichen Positionen in
ausreichender Weise abzustecken. Darüber hinaus sollte auch versucht
werden, Empfehlungen für Maßnahmen zu erarbeiten, die bei Auftreten
von Nebenwirkungen zur Anwendung kommen müssen.

FRAGE:
Sind in den letzten Jahren neue Erkenntnisse bekannt geworden, die die
bisher positive Bewertung des Dextrankolloids in Frage stellen? Ist
noch auf weitere - abgesehen von den anaphylaktoiden Reaktionen - Nebenwirkungen hinzuweisen, die sich aus der Anwendung in den letzten
Jahren ergaben?

ANTWORT:
Die positiven Eigenschaften der millionenfach angewendeten Dextranzubereitungen haben sich bei Berücksichtigung der üblichen Grenzdosis
weiterhin bestätigt. Dies betrifft sowohl den Volumeneffekt und die
Verweildauer als auch die positiven Auswirkungen auf die Fließeigenschaften, die Thrombosehäufigkeit und die positiven Einflüsse auf die
Mikrozirkulation. Gerade im Bereich der Therapie von Mikrozirkulationsstörungen haben sich neue, zusätzliche Indikationen in den verschiedenen medizinischen Fachgebieten ergeben, die positiv zu beurteilen
sind. Die ebenfalls in den letzten Jahren erschlossene Möglichkeit der
generellen Thromboseprophylaxe ist ausführlich in dem Beitrag von GRU-
BER besprochen worden.

Trotz der Ausweitung in den Indikationen hat sich kein Anhalt für weitere mögliche Nebenwirkungen ergeben, so daß das Dextran weiterhin
als bewährtes Kolloid mit erweitertem Wirkungsspektrum bezeichnet werden kann.

FRAGE:
Handelt es sich um einen überproportionalen Anstieg von Zwischenfällen speziell bei den Dextranen, oder ist ein entsprechender Anstieg
auch bei den übrigen kolloidalen Volumenersatzmitteln (Gelatine und
Hydroxyäthylstärke) zu beobachten?

ANTWORT:
Endgültige Aussagen darüber, ob es sich tatsächlich um einen überproportionalen Anstieg von anaphylaktoiden Nebenreaktionen bei Dextranzubereitungen handelt, sind im Augenblick noch nicht mit letzter Sicherheit möglich. Die Indikation zur generellen Thromboseprophylaxe
mit Dextran hat dazu geführt, daß gerade in den zurückliegenden 3 - 4
Jahren ein starker Anstieg in der Anwendung von Dextranpräparaten zu

verzeichnen war. Vergleichsdaten früherer Jahre fehlen. Es darf nach
dem jetzt vorliegenden Material davon ausgegangen werden, daß mit stär-
keren anaphylaktoiden Reaktionen in einer Relation von etwa 1:20.000
gerechnet werden muß. Allgemein herrscht der Eindruck vor, daß die
Schwere der beobachteten Reaktionen zunahm. Bei den Gelatinepräparaten wird seit Jahren über Nebenreaktionen berichtet, wobei die Anzahl
der Nebenreaktionen über der der Dextranpräparate liegt. Jedoch scheinen - legt man die Literaturberichte zugrunde - die bei Gelatineinfu-
sionen auftretenden Nebenreaktionen seltener zu schweren Komplikationen zu führen.

Bei der erst seit relativ kurzer Zeit und in einer, verglichen mit den
Dextranen, relativ geringen Anzahl verwandten Hydroxyäthylstärke steht
heute lediglich fest, daß ebenfalls Nebenreaktionen aufgetreten sind.
Über Schwere und Häufigkeit lassen sich, zumindest im Augenblick, noch
keine verbindlichen Aussagen machen.

FRAGE:
Liegen heute bereits ausreichende Aussagen über den Entstehungsmechanismus der Nebenwirkungen bei den kolloidalen Volumenersatzmitteln
vor?

ANTWORT:
Die Ursache der Nebenreaktionen scheint lediglich bei den Gelatinepräparaten weitgehend abgeklärt. Hier wurden insbesondere von LORENZ
und DOENICKE Ergebnisse vorgelegt, die den Schluß zulassen, daß die
Histaminfreisetzung und das Ausmaß der Histaminkonzentration von ur-
sächlicher Bedeutung sind.

Auf die möglichen Mechanismen bei anderen Kolloiden, insbesondere beim
Dextran, ist RAAB in seinem Beitrag eingegangen, eine weitere Differen-
zierung ist zur Zeit noch nicht möglich.

FRAGE:
Sind prophylaktische Maßnahmen zur Verhütung oder Verminderung von Nebenreaktionen möglich
a) durch die Auswahl der Empfänger,
b) durch Vorinjektion von Antihistaminika,
c) durch Vorinjektion von Kortikosteroiden?

ANTWORT:
Für die Auswahl von Empfängern stehen bis heute, wie LANGREHR in seinem Beitrag darstellt, keine ausreichenden Kriterien zur Verfügung.
Die Versuche, Nebenreaktionen durch eine solche Auswahl zu vermindern
oder zu verhindern, werden sicher erfolglos bleiben.

Durch die immer wieder diskutierte Vorinjektion von Antihistaminika
werden Nebenreaktionen bei der Verabreichung kolloidaler Volumenersatzmittel nicht zu verhindern sein. Dies insbesondere deswegen nicht,
da der Entstehungsmechanismus der Nebenreaktionen z. B. beim Dextran
mit hoher Wahrscheinlichkeit nicht über eine Freisetzung von Histamin
abläuft. LANGREHR hat in seinem Beitrag lediglich auf die Möglichkeit
der Verwendung eines Antihistaminikums im Rahmen der Prämedikation
hingewiesen, da im Ablauf einer Anästhesie zahlreiche Substanzen Histamin freisetzen können. Ein positiver Einfluß auf Nebenreaktionen,
ausgelöst durch kolloidale Volumenersatzmittel, ist aber nicht zu erwarten.

Eine Vorinjektion von Kortikosteroiden zur Prophylaxe einer anaphylaktoiden Reaktion ist aufgrund aller Kenntnisse, die heute vorliegen,
strikt abzulehnen. Kortikosteroide kommen, davon wird im weiteren Ver-

lauf noch.zu sprechen sein, für die Therapie, nicht jedoch für die
Prophylaxe in Frage.

Wenn hier allgemeine Hinweise zu den Möglichkeiten einer Prophylaxe
gegeben werden sollen, so sind folgende Voraussetzungen zu fordern:

1. Eine klare Indikationsstellung, die die Anwendung kolloidaler Volumenersatzmittel für die unterschiedlichen Anwendungsgebiete, die
   noch später zu behandeln sind, als gerechtfertigt erscheinen läßt.

2. Eine ununterbrochene Überwachung des Patienten, der kolloidale Volumenersatzmittel erhält, solange bis die ersten 20 - 30 ml der Lösungen eingelaufen sind.

3. Speziell für die Anästhesie:
   Falls es sich nicht um ein akutes Volumendefizit handelt, sollten
   diese Mittel immer erst nach Einleitung der Narkose infundiert werden, da die Reaktionen in Narkose zwar auch auftreten können, im
   allgemeinen aber wesentlich weniger ausgeprägt sind.

4. Eine ausreichende Information über die Art und die Schwere der zu
   erwartenden anaphylaktoiden Reaktionen und die dann für eine Soforttherapie notwendigen allgemeinen und medikamentösen Maßnahmen.

Die Information darf sich insbesondere nicht nur auf die Klinikärzte
beschränken, sie muß in gleicher Weise das gesamte Pflegepersonal einer Klinik umfassen. Darüber hinaus müssen diese Informationen aber
auch alle außerhalb der Klinik arbeitenden Ärzte erreichen, die diese
Mittel bei unterschiedlichen Indikationen, z. B. in der Inneren Medizin, Neurologie etc., zur Anwendung bringen. Aus dem Beitrag von LANG-
REHR geht deutlich hervor, daß anaphylaktoide Reaktionen heute bei
zahlreichen Medikamenten in zunehmendem Umfange beobachtet werden. Die
hier geforderte ausreichende Information und die Auflistung der Sofortmaßnahmen sind nicht alleine wegen der möglichen Reaktionen bei kolloidalen Volumenersatzmitteln dringend notwendig.

Gerade weil sich diese Zwischenfälle relativ selten ereignen, sollen
Ärzte und das Pflegepersonal in Weiter- und Fortbildungsveranstaltun-
gen immer wieder über die Symptomatik und die Sofortmaßnahmen informiert werden.

FRAGE:
Welche Sofortmaßnahmen sollen in welcher Reihenfolge bei anaphylaktoiden Reaktionen zur Anwendung kommen?

ANTWORT:
Diese Frage wurde sehr ausführlich diskutiert. Zusammenfassend lassen
sich hier die wesentlichsten Forderungen aufstellen:

1. Neben der eben angesprochenen ausreichenden Information des gesam-
ten Personals erscheint es von großer Wichtigkeit, sicherzustellen,
daß bereits bei einem sich anbahnenden Zwischenfall sofort von dem
für diesen Patienten zuständigen Arzt Alarm gegeben wird, um schnellst-
möglich kompetente Ärzte, darüber hinaus auch Pflegepersonal in ausreichender Zahl zu dem vom Zwischenfall bedrohten Patienten zu rufen.
Nur so ist die im folgenden beschriebene Beurteilung der Nebenreaktion
und eine systematisierte Arbeitsteilung für die notwendigen Sofortmaßnahmen möglich. Gerade der Unerfahrene sollte bei den ersten Hinweisen nicht zögern, sich schnell genug weitere Hilfe herbeizuholen.

2. Alle im folgenden aufgeführten Medikamente, das Zubehör, wie Spritzen etc., müssen überall dort griffbereit zur Verfügung stehen, wo
Substanzen zur Anwendung kommen, die anaphylaktoide Nebenreaktionen
zeigen können.

3. Obwohl für diese Reaktionen eine medikamentöse Therapie zur Anwendung kommen muß, ist zu fordern, daß alle übrigen für Reanimationsmaß-
nahmen benötigten Geräte, Mittel und das Instrumentarium grundsätzlich
bereitstehen. Die Sicherstellung der Atemfunktion, die spezielle La-
gerung, eventuell eine Intubation, nicht zuletzt zur Vermeidung einer
Aspiration, sind als Basismethoden oder -maßnahmen anzusehen, die auch
bei dieser Form von Nebenreaktionen Vorrang haben werden.

4. Es wurde bereits darauf hingewiesen, daß in Abhängigkeit von der
Art des Kolloids, aber auch bei dem gleichen Kolloid Nebenreaktionen
verschiedener Stärke und Ausprägung zu beobachten sind. Die Skala
reicht von der Urtikaria bis zum Kreislaufstillstand. Die vorliegenden Beobachtungen zeigen, daß in den Fällen, in denen es zur Urtikaria
kommt, im allgemeinen die anaphylaktoide Reaktion auf dieser Ebene
bleibt, d. h. mit einer weiteren Verschlimmerung des Zustandsbildes
kaum gerechnet werden muß. In anderen Fällen tritt neben einem Flush
sehr bald eine Hypotension auf, die schließlich in einen Kreislaufstillstand übergehen kann. Unter diesen Gegebenheiten ist es zur Auswahl der Sofortmaßnahmen notwendig, an erster Stelle das vorliegende
klinische Bild so schnell wie möglich zu differenzieren und zu erkennen. Dies gilt insbesondere auch, wenn kolloidale Volumenersatzmittel
nach der Narkoseeinleitung zur Anwendung kommen und die Beurteilung
des Patienten infolge der Abdeckung erschwert ist. Es ist davon aus-
zugehen, daß auch in Narkose anaphylaktoide Reaktionen eintreten können und daher gerade unter den eben dargestellten Bedingungen bei Anwendung kolloidaler Volumenersatzmittel eine sorgfältige Beobachtung
des Patienten erforderlich ist.

5. Die zusätzlich zu den dargestellten Basismaßnahmen notwendige medikamentöse Therapie läßt sich nicht schematisieren. Der Einsatz der
zur Verfügung stehenden Medikamente ist von der Schwere der anaphylaktoiden Reaktion abhängig.

Falls sich eine Urtikaria ausbildet, genügt in zahlreichen Fällen das
Abstellen der Infusion. Bei einer schweren Urtikaria ist die Anwendung
von Antihistaminika und Kortikosteroiden zu erwägen. Bei primär schweren Verlaufsformen mit vordergründiger Kreislaufbeteiligung kommt dagegen die sofortige Therapie mit Adrenalin in der im folgenden angegebenen Dosierung in Frage.

Dosierungsvorschläge

1. Adrenalin 0,05 - 0,1 mg i.v.
Diese Dosis muß in Abhängigkeit von der Wirkung und dem Zustand des
Patienten in Abständen von 1 - 2 min eventuell wiederholt werden. Eine genaue Überprüfung der Blutdruckwerte, vor allem auch der Herzak-
tion (cave Herzrhythmusstörungen) ist erforderlich.

2. Kortikosteroide, z. B. Prednisolon in einer Dosierung von 250 -
1.000 mg i.v. oder wirkungsäquivalente Dosen anderer Kortikosteroid-
präparate.

3. Volumenersatz 5%ige Albuminlösung.

Bei einem schweren Zwischenfall wird die hier angegebene Reihenfolge

a) Adrenalin,
b) Kortikosteroide
deswegen empfohlen, weil nur mit dem Adrenalin eine Sofortwirkung erreichbar ist. Die an zweiter Stelle vorgeschlagenen Kortikosteroide in der angegebenen hohen Dosierung benötigen bis zum Wirkungseintritt eine Zeitspanne von 10 - 15 min. Diese Zeitspanne muß mit der Adrenalininjektion unter kontinuierlicher Kontrolle des Patienten überbrückt werden.

Als Volumenersatzmittel wird in dieser Situation die 5%ige Albuminlösung vorgeschlagen, da bei dieser Lösung mit den wenigsten zusätzlichen Reaktionen zu rechnen ist.

Die Verabreichung von Antihistaminika bei einer schweren Reaktion bringt aufgrund der vorliegenden Berichte keine Vorteile. Die Indikation für diese Präparate wurde bereits genannt.

In Stichworten läßt sich das notwendige Vorgehen wie folgt charakterisieren:
a) Genaue Beobachtung während des Einfließens der ersten 20 - 30 ml,
b) sofortiges Abstellen der Infusion bei sich andeutenden Nebenreaktionen,
c) Alarmierung zusätzlicher Ärzte und des Hilfspersonals,
d) Objektivierung des klinischen Bildes mit daraus resultierendem Entschluß für die notwendige medikamentöse Therapie,
e) Durchführung aller Basismaßnahmen, wie sie bei jeder Reanimation indiziert sind,
f) medikamentöse Therapie adaptiert an das klinische Bild.

4. In jedem Bereich, in dem infolge der Anwendung bestimmter Medikamente und Infusionslösungen anaphylaktoide Reaktionen zu erwarten sind, sollte ein Set bereitgestellt werden, das die erforderlichen Medikamente enthält. Die Industrie wird dringend aufgefordert, Adrenalin in Ampullen zu 0,1 mg anzubieten, da bisher nur Ampullen mit 1 mg zur Verfügung stehen und wertvolle Zeit bei der erforderlichen Verdünnung verlorengeht. Auch bei der angegebenen Dosierung der Einzelinjektionen von Adrenalin (0,05 - 0,1 mg) sollte dieses Präparat bei der intravenösen Injektion verdünnt zur Anwendung kommen.

FRAGE:
Wie sind die übrigen im Handel befindlichen kolloidalen Volumenersatzmittel in bezug auf Verträglichkeit und Nebenreaktionen zu bewerten?

ANTWORT:
Die im Handel befindlichen Gelatinepräparate sind durch die vorliegenden Untersuchungsergebnisse in ausreichender Weise charakterisiert. Sie haben im Vergleich zum Dextran einen geringeren Volumeneffekt bei kürzerer Verweildauer. Den Gelatinezubereitungen fehlen die spezifischen Wirkungsmechanismen, die beim Dextran vorhanden sind und die für das Dextran zahlreiche zusätzliche Indikationsgebiete, wie die Thromboseprophylaxe, die Anwendung bei Mikrozirkulationsstörungen etc., erschlossen haben. Auch Gelatinepräparate führen zu anaphylaktoiden Nebenreaktionen. Im allgemeinen überwiegen die leichteren bis mittelschweren Reaktionen, es sind aber auch schwere Reaktionen mit Kreislaufstillstand beschrieben worden.

Nachteilig wirkt sich für die primäre Volumensubstitution aus, daß es insbesondere unter einer Schnellinfusion zu einer massiven Freisetzung von Histamin kommen kann und hierdurch weitere Verteilungsstörungen im Kreislauf entstehen werden. Es besteht andererseits kein Zweifel daran, daß unter Beachtung des Volumeneffektes und bei besonderer Indikationsstellung mit Gelatinepräparaten ein Volumendefizit, insbesondere, wenn gleichzeitig ein Flüssigkeitsdefizit im extrazellulären Raum vorhanden ist, ausgeglichen werden kann.

Die Hydroxyäthylstärke, ein seit kurzer Zeit im Handel befindliches Kolloid, wird mit dem Hinweis angeboten, daß die Molekülstruktur dem Glykogen verwandt sei, daß dieses Kolloid eine dem Dextran vergleichbare Wirkung bei der Volumensubstitution erfüllt und daß schließlich geringere Nebenreaktionen zu beobachten sind. Die bisher vorliegenden Untersuchungsbefunde lassen erkennen, daß die Hydroxyäthylstärke mit einem mittleren Molekulargewicht von ca. 450.000 infundiert wird. Eine Hydroxyäthylstärkelösung enthält daher auch einen bestimmten Anteil von Kolloiden mit weit höherem Molekulargewicht. Der Vergleich mit dem Glykogen kann kaum anerkannt werden, da das Glykogen ja als Muskel- oder Leberglykogen vorliegt, nicht aber zirkuliert. Es liegen weiterhin keine eindeutigen Untersuchungen vor, in welchem Umfange und in welcher Zeit das Hydroxyäthylstärkemolekül abgebaut wird. Es ist insbesondere nicht zu erkennen, ob die großen Moleküle vom Rande her abgebaut oder an bestimmten Molekülbrücken im Molekül aufgespalten werden. Einige Untersucher haben eine nach Beendigung der Infusion zunehmende onkotische Aktivität nachweisen können. Diese Befunde sprächen für eine Aufspaltung des großen Kolloids in kleinere, damit würde zwangsläufig die onkotische Aktivität, d. h. die Volumenexpansion, nach Beendigung der Infusion zunehmen. In welchem Ausmaß die Abbauvorgänge die Volumenwirkung beeinflussen, bedarf daher dringend einer weiteren Klärung. Die Hydroxyäthylstärke ist in der Volumenwirkung einer 6%igen Dextranlösung angeglichen worden. Dafür wurde ein Substitutionsgrad von 0,7 gewählt. Es ist die Frage, ob bei den spezifischen Eigenschaften, die dieses Hydroxyäthylstärkemolekül besitzt, dieser Substitutionsgrad bereits das Optimum in der Entwicklung des Kolloids darstellt. Prinzipiell wird jedes neue Kolloid, das bisher bekannte Wirkungen oder Wirkungsmechanismen verbessert oder geringere Nebenwirkungen besitzt, begrüßt werden. Dennoch ist bekannt, daß bei den seit Jahren im Handel befindlichen Kolloiden (Dextran, Gelatine, früher Periston) Nebenwirkungen spezifischer Art oft erst nach Jahren der Anwendung analysiert werden konnten. Aus diesem Grunde sind endgültige Aussagen über die Hydroxyäthylstärke sowohl im Hinblick auf ihre Wirkungen, die Haupt- und Nebenindikationen, vor allem aber auch über eventuelle Nebenreaktionen noch nicht möglich. Die bisherigen Erfahrungen zeigen eine dem Dextran ähnliche Volumenwirkung. Auch bei der Hydroxyäthylstärke müssen Nebenreaktionen anaphylaktoiden Charakters erwartet werden. Die Anzahl und die Schwere dieser Nebenreaktionen sind jedoch noch nicht zu beurteilen. Ein besonderer, noch weiter abzuklärender Befund wurde in der Arbeitsgruppe von MESSMER zunächst tierexperimentell erhoben, dann später in den USA auch klinisch bestätigt, nämlich die signifikante Erhöhung der Serum- -Amylase. Diese wenigen Bemerkungen müssen zunächst genügen, um festzustellen, daß das neue Kolloid zumindest derzeit noch nicht als einzige Alternative gegenüber dem Dextran anzusehen ist.

FRAGE:
Bei welchen Bedingungen und in welchem Umfange ist die Anwendung der Dextranpräparate einzuschränken bzw. durch Alternativen zu ersetzen?

ANTWORT:
Grundsätzlich besteht auch weiterhin eine Berechtigung zur Anwendung der Dextranpräparate im Rahmen der Volumensubstitution, insbesondere der primären Substitution, z. B. bei Traumatisierten mit Volumenverlusten im Schockzustand. Bei diesen Patienten sind bisher nur in einem einzigen Fall Nebenreaktionen beobachtet worden.

Unabhängig davon muß natürlich, wie bei jedem anderen Medikament, die
Indikationsstellung sorgfältig abgewogen werden. Immer dann, wenn es
sich vorwiegend um extrazelluläre Verluste handelt, ist der gewünschte Volumeneffekt in ausreichender Weise z. B. mit einer Ringer-Laktat-
Lösung zu erreichen. Kolloidale Lösungen sind in diesen Fällen kon-
traindiziert. Bei einem geringen intravasalen Volumendefizit dürfte
in den meisten Fällen ebenfalls die alleinige Zufuhr von Ringer-Laktat-
Lösung ausreichen. Bei dem Ausgleich eines größeren intravasalen Defizits mit einer Vollelektrolytlösung sind dagegen wegen der reduzier-
ten intravasalen Verweildauer deutlich über dem Volumendefizit liegen-
de Mengen (etwa drei- bis vierfache Mengen) erforderlich. Elektrolytlösungen haben klare Indikationen und stellen nur eine begrenzte Alternative für Kolloide dar. Insbesondere die Zufuhr größerer Mengen
von Elektrolytlösungen zur Beseitigung eines intravasalen Defizits
kann bei kardial vorgeschädigten Patienten zu Komplikationen führen.

Im Rahmen der akuten Volumensubstitution stehen als echte Alternativen
die Plasma-Protein- bzw. Albuminlösungen zur Verfügung. Ihre Anwen-
dungsmöglichkeit wird aber
a) durch die Kosten,
b) durch die beschränkte Lieferbarkeit
dieser Präparate eingeschränkt. Schließlich sind als weitere Möglichkeiten für die primäre Volumensubstitution unter den hier dargestellten Gesichtspunkten die Hydroxyäthylstärke und die Gelatine zu nennen.

Bei Vorhandensein von Mikrozirkulationsstörungen ist auch in Zukunft
die Indikation für hochprozentige (hyperonkotische) Dextran 40-Lösun-
gen gegeben. Als Alternative kommt die 20%ige Albuminlösung in Frage.

Für den hier abgehandelten speziellen Bereich der Hämodilution besteht
auch unter Würdigung der bekannten Nebenreaktionen kolloidaler Lösungen für die Zukunft eine berechtigte Indikation, da die von Vollblut
hervorgerufenen Nebenwirkungen die der Kolloide sicher übertreffen und,
abgesehen davon, Vollblut häufig nicht in dem erforderlichen Umfange
zur Verfügung steht.

Von besonderem Interesse ist eine weitere, durch den Beitrag von GRU-
BER abgehandelte Indikation, Dextranzubereitungen zur Verhinderung
thromboembolischer Erkrankungen. Die hier durchgeführte zusammenfas-
sende Beurteilung muß zunächst auf den Beitrag von GRUBER verweisen.
In der Klinik stellt sich klar die Frage, ob eine generelle Thromboseprophylaxe durchgeführt werden soll oder nicht. Die Anzahl der ermit-
telten postoperativ oder posttraumatisch auftretenden thromboembolischen Erkrankungen läßt keinen Zweifel an der Notwendigkeit und am Erfolg einer Prophylaxe aufkommen. Neben dem Dextran stehen für eine
Thromboseprophylaxe
a) Kumarinpräparate,
b) Heparine
zur Verfügung. Die klinische Praktikabilität dürfte bei einer generellen Thromboseprophylaxe von entscheidender Bedeutung sein. GRUBER
konnte durch die Zusammenstellung des internationalen Schrifttums
nachweisen, daß sich Kumarinpräparate und Heparin zwar in ähnlicher
Weise wie Dextran für eine Thromboseprophylaxe eignen, daß dennoch
bei Anwendung dieser Präparate eine ausreichende Laborüberwachung sichergestellt werden muß, die in vielen Kliniken jedoch nicht realisierbar ist.

Außerdem liegt die Zahl der Nebenwirkungen sowohl bei der Kumarin- als
auch der Heparinanwendung deutlich höher als bei der Dextranprophylaxe. Selbst unter Berücksichtigung der jetzt bekannten Nebenwirkungen
des Dextrans läßt sich aus der Zusammenstellung von GRUBER entnehmen,

daß die Anzahl zu vermeidender thromboembolischer Erkrankungen im postoperativen Bereich die Anzahl möglicher Nebenwirkungen deutlich übersteigt.

Es kommt also nicht darauf an abzuwägen, ob Dextran für dieses Indi-
kationsgebiet eingesetzt werden soll oder nicht, sondern es geht ver-
dergründig um die Frage, ob eine generelle Thromboseprophylaxe auch
in Zukunft weitergeführt werden soll. Wird auf die Anwendung der Dextrane verzichtet, ist unter den heutigen Gegebenheiten zumindest eine
generelle Prophylaxe nicht möglich. Hieraus dürfte, basierend auf dem
umfassenden bis jetzt vorliegenden Material, der Schluß zu ziehen sein,
daß die Verringerung thromboembolischer Erkrankungen durch die Anwendung von Dextran möglich ist und daß zur Zeit keine erkennbare Alternative dazu besteht. Damit dürfte die Dextraninfusion, die zur Verminderung thromboembolischer Erkrankungen durchgeführt wird, fraglos zu
den berechtigten Indikationen gehören.

In der Mitteilung der Deutschen Arzneimittelkommission wird gefordert,
daß kolloidale Volumenersatzmittel nur bei nachgewiesenem "Volumendefizit" eingesetzt werden dürften. Vom Prinzip her ist dieser Forde-
rung zuzustimmen. Dennoch zeigt sich, daß es in zahlreichen Fällen in
der Klinik unmöglich erscheint, ein vermutetes Volumendefizit tatsächlich zu verifizieren. Bei ausreichender Abwägung der Vor- und Nachteile einer Zufuhr kolloidaler Volumenersatzmittel wird also auch der be-
gründete Verdacht eines Volumendefizits zu den berechtigten Indikationen zur Anwendung kolloidaler Volumenersatzmittel zu rechnen sein.

Fraglos gibt es darüber hinaus noch weitere berechtigte Indikationen
für die Anwendung kolloidaler Volumenersatzmittel, insbesondere des
Dextrans, die in verschiedenen medizinischen Bereichen erarbeitet wurden. Auch in diesen Fällen sind häufig Alternativen bis heute nicht
sichtbar.

An dieser Stelle muß nochmals darauf hingewiesen werden, daß auch andere Medikamente eine zum Teil höhere Rate an anaphylaktoiden Reaktionen zeigen, aber dennoch zum Einsatz kommen müssen. Für die zukünftige
Entwicklung ist sicher einmal die hier dargestellte Überprüfung der
Indikationen vorauszusetzen, andererseits kommt es entscheidend darauf
an, die mehrmals geforderte ausreichende Information aller Ärzte und
des Pflegepersonals sicherzustellen. Bei der Analyse von Zwischenfällen
hat sich immer wieder gezeigt, daß besonders dann gravierende Zwischenfälle mit tödlichem Ausgang auftraten, wenn die möglichen therapeutischen Maßnahmen verspätet oder in unzureichendem Umfange zur Anwendung
kamen. Trotz aller Vorsichtsmaßnahmen und trotz sorgfältiger Indikationsstellung werden sich, wie die Beobachtungen bei anderen Medikamenten zeigen, auch schwerste Zwischenfälle nicht vermeiden lassen.
Dennoch dürfte es bei Beachtung der hier genannten Voraussetzungen
möglich sein, die Auswirkungen solcher Zwischenfälle zu verringern.

In der Diskussion wurde mehrfach die Notwendigkeit anerkannt, über
die Arzneimittelkommission die Ärzte frühzeitig genug über mögliche
Nebenreaktionen und deren Therapie zu informieren. Die Diskussions-
teilnehmer waren jedoch auch darin einig, daß der Inhalt des Hinwei-
ses der Deutschen Arzneimittelkommission einer Überarbeitung bedarf,
nicht zuletzt, um damit wieder die nötige Sicherheit für die Auswahl
und Anwendung kolloidaler Volumenersatzmittel in der Praxis zu gewähr-
leisten.

Klinische
Anästhesiologie und
Intensivtherapie

Band 1: Akute Volumen- und Substitutionstherapie
mit Blut, Blutbestandteilen, Plasmaersatz und Elektrolyten
Workshop Timmendorfer Strand, Oktober 1971
Herausgeber: F. W. Ahnefeld, C. Burri, M. Halmágyi
2.Auflage. 92 Abb. 271 Seiten. 1973
DM 26,–   ISBN 3-469-00403-X

Band 2: Anästhesie im Kindesalter
Workshop Timmendorfer Strand, Oktober 1972
Herausgeber: F. W. Ahnefeld, C. Burri, W. Dick, M. Halmágyi
89 Abb. 359 Seiten. 1973
DM 42,–   ISBN 3-469-00446-3

Band 3: Infusionstherapie I
Der Elektrolyt-Wasser- und Säure-Basen-Haushalt
Workshop Timmendorfer Strand, April 1973
Herausgeber: F. W. Ahnefeld, C. Burri, W. Dick, M. Halmágyi
84 Abb. 256 Seiten. 1973
DM 32,–   ISBN 3-469-00450-1

Band 4: Anästhesie in der Geburtshilfe und Gynäkologie
Workshop Timmendorfer Strand, April 1974
Herausgeber: F. W. Ahnefeld, C. Burri, W. Dick, M. Halmágyi
64 Abb. 276 Seiten. 1974
DM 30,–   ISBN 3-469-00492-7

Die Bände 1 - 4 sind im J. F. Lehmanns Verlag München
erschienen

Band 5: Mikrozirkulation
Workshop April 1974
Herausgeber: F. W. Ahnefeld, C. Burri, W. Dick, M. Halmágyi
Unter Mitarbeit zahlreicher Fachwissenschaftler
126 Abb. 8 Tabellen. XI, 207 Seiten. 1974
DM 24,–; US $10.40   ISBN 3-540-06981-X

Band 6: Grundlagen der postoperativen Ernährung
Workshop Mai 1974
Herausgeber: F. W. Ahnefeld, C. Burri, W. Dick, M. Halmágyi
Unter Mitarbeit zahlreicher Fachwissenschaftler
89 Abb. IX, 128 Seiten. 1975
DM 24,–; US $10.40   ISBN 3-540-07209-8

Band 7: Infusionstherapie II: Parenterale Ernährung
Workshop Dezember 1974
Herausgeber: F. W. Ahnefeld, C. Burri, W. Dick, M. Halmágyi
Unter Mitarbeit zahlreicher Fachwissenschaftler
103 Abb. X, 214 Seiten. 1975
DM 28,–; US $12.10   ISBN 3-540-07288-8

Band 8: Prophylaxe und Therapie bakterieller Infektionen
Workshop Januar 1975
Herausgeber: F. W. Ahnefeld, C. Burri, W. Dick, M. Halmágyi
Unter Mitarbeit zahlreicher Fachwissenschaftler
65 Abb. X, 217 Seiten. 1975
DM 28,–; US $12.10   ISBN 3-540-07429-5

Springer-Verlag
Berlin
Heidelberg
New York

Preisänderungen vorbehalten

Lehrbuch der Anaesthesiologie, Reanimation und Intensivtherapie
Herausgeber: R. Frey, W. Hügin, O. Mayrhofer
Unter Mitarbeit von H. Benzer
3. korrigierte und erweiterte Auflage
409 Abb., 1 Falttafel. XLV, 1072 Seiten. 1972
Gebunden DM 168,—; US $72.30
ISBN 3-540-05868-0

G. WOLFF
Atmung und Beatmung
Ein Leitfaden für·Schwestern und Pfleger
Unter Mitarbeit von E. Grädel, H. Balmer
19 Abb. Etwa 70 Seiten. 1975. DM 19,80; US $8.60
ISBN 3-540-07331-0

G. WOLFF
Die künstliche Beatmung auf Intensivstationen
Unter Mitarbeit von E. Grädel, D. Gasser
67 Abb. XV, 190 Seiten. 1975 (Ein Kliniktaschenbuch)
DM 19,80; US $8.60
ISBN 3-540-07085-0

Å. WÅHLIN, L. WESTERMARK, A. van der VLIET
Intensivpflege — Intensivtherapie
Deutsche Ausgabe übersetzt von H. Goerke
Bearbeitet und herausgegeben von G. A. Neuhaus
69 Abb. XV, 223 Seiten. 1972. DM 48,—; US $20.70
ISBN 3-540-05738-2

Fachschwester — Fachpfleger
Anaesthesie — Intensivmedizin
Herausgeber: F. W. Ahnefeld, W. Dick, M. Halmágyi, H. Nolte, T. Valerius

Bereits erschienen:

Weiterbildung 1
Richtlinien. Lehrplan. Organisation

Weiterbildung 2
Praktische Unterweisung
Intensivbehandlungsstation — Intensivpflege

In Vorbereitung: **Weiterbildung 3, 4, 5**

Preisänderungen vorbehalten

Zeitschrift

European Journal of Intensive Care Medicine
Managing Editor: H. Lutz
Editorial Secretaries: J. Kachaner, K. Peter, G. Wolff

Ein Probeheft und Auskunft über Abonnementsbedingungen sowie Preis und Lieferbarkeit antiquarischer Bände erhalten Sie auf Anfrage. Bitte schreiben Sie an:
Springer-Verlag, Werbeabteilung 4021
1000 Berlin 33, Heidelberger Platz 3

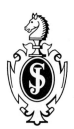

Springer-Verlag
Berlin
Heidelberg
New York